国医大师经验传承项目

百年巨匠

施今墨

对药
临床经验集

国医大师 吕景山 著

山西出版传媒集团

山西科学技术出版社

图书在版编目（CIP）数据

施今墨对药临床经验集 / 吕景山著 . — 太原：
山西科学技术出版社，2019.9（2024.11重印）

ISBN 978-7-5377-5795-9

Ⅰ.①施… Ⅱ.①吕… Ⅲ.①中药配伍—临床应用
Ⅳ.① R289.1

中国版本图书馆 CIP 数据核字（2018）第 233775 号

施今墨对药临床经验集

Shijinmo Duiyao Linchuang Jingyanji

出 版 人　阎文凯
著　　者　吕景山
策　　划　赵建伟
责 任 编 辑　郝志岗
封 面 设 计　吕雁军

出 版 发 行　山西出版传媒集团·山西科学技术出版社
地　　址　太原市建设南路 21 号　邮编：030012
编辑部电话　0351—4922072
发 行 电 话　0351—4922121
经　　销　各地新华书店
印　　刷　山西万佳印业有限公司

开　　本　720mm×1020mm　1/16
印　　张　26
字　　数　396 千字
版　　次　2019 年 9 月第 1 版　2024 年 11 月山西第 9 次印刷
书　　号　ISBN 978-7-5377-5795-9
定　　价　60.00 元

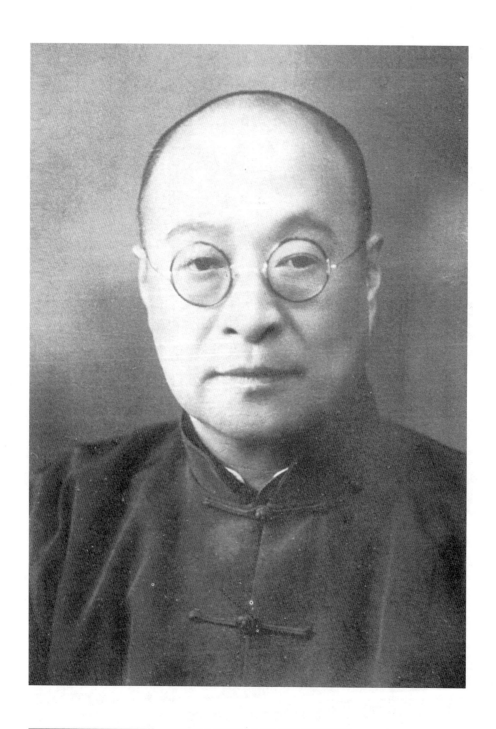

恩师施今墨（1881—1969）

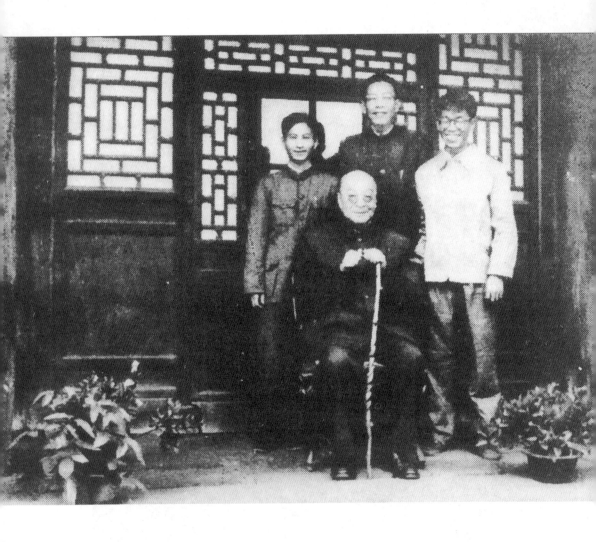

师生合影（中为施今墨，左起吕景山、祝谌予、吕仁和）

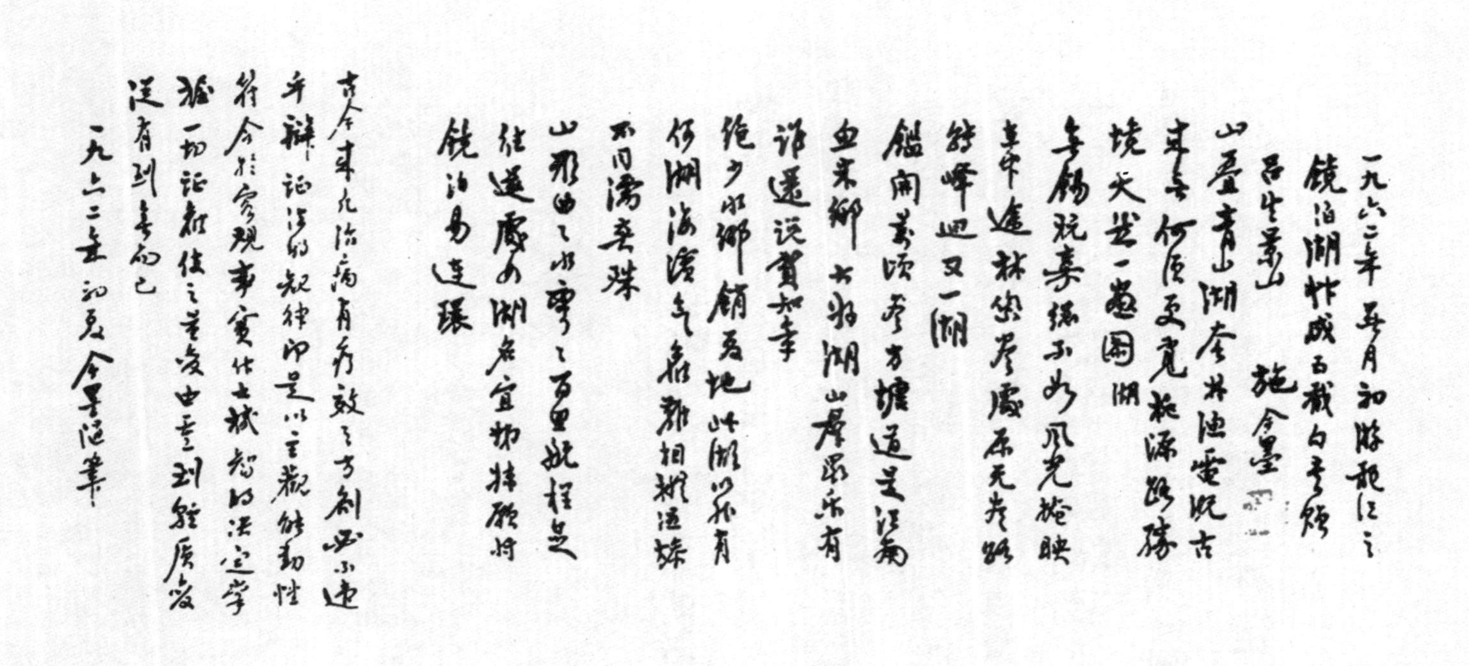

施今墨手稿

南京药学院

吕景山同志编著《施今墨药对临床经验集》是一本饶有兴味和实用意义的学习资料，对于后学来说可以作为学习中药和方剂的桥梁工作。无论古方的桂麻、姜附、硝黄、时方的荆防、银翘、桃红等，都是构成处方的相须相使合理配伍，由此而进研究方剂学的配合规律，不是更好吗？

叶橘泉

一九八二年四月

叶橘泉老为中国科学院学部委员、南京药学院副院长。

叶橘泉教授评语

北齐徐子才曾有《药對》一书之作，惜已亡佚。吕景山同志整理施师及前人经验，编写为《施今墨对药》一书，根据药物作用分为廿四类。这样，不仅填補了自南北朝迄今一千四百多年以来药物配伍专辑的空白，而且将對谤擂战学，指导临床起着重要的作用；对豐富祖国医学内容，是一个有意義的貢献。

周凤梧 [印] 于山东中医学院

一九九六年十二月廿五日

周凤梧教授评语

口口学山医师

函悉

……先有之阅下将施老临
床之著对……教以理说以辨延论
治牛相互依赖……制约之理……
以施老之心……实阐风中医之……
读之令欽佩……此复

敬礼

……

注：姜春华乃上海医学院教授、中华全国中医学会常务理事。

姜春华教授评语

北京中医学院公用笺

山西人民出版社科技编辑室：

多　景山　同志：

　　来信及书均收到，谢谢！

　　《对药》《虚证论》两书，编写的方式排印的质量，都是很好的，主要是具有临床实用价值宜其不胫而走。既是两本好书，适合广大读者需要肯定会一版再版风行于世。为了进一步提高质量，谨提云以下两点不成熟的意见，谨供参致。

　　一、编写方面：各个对药的解说都本着性味功能和配伍作用进行分析，这是本书最成功的，但个别药味似失之于泛。如谓花椒与苍术能治寒湿内蕴脘腹冷痛，世泻日久不愈，舌苔白腻厚浊，女子寒湿带下，是对证的因为两者之性辛温辛热，最能散寒胜湿，惟以中下焦虚寒摆在首位，便应多加考虑因为虚寒证，只是元阳的不足是白术附子的治疗范围元阳大虚而用如此辛散之品似欠确切，从舌苔来看，所治是阳虚而寒湿盛者，单是虚寒证，不会出现这样舌苔因此，两药所

任应秋教授评语（一）

治殊非虚寒所宜，不如不提虚寒为好。又前言过于简略，既是施老的宝贵经验，应该提高到理论上加以发挥，才对广大读者更有启发作用。

　　二、云版方面：两本书的排印和装帧基本上是好的，大三十二开本，落落大方，百寿图封面设计，亦觉典雅。惟美中亦暑有不足之处，如：①版式的左右两方有的篇页不太齐齐。②标点符号，排得过稀。③墨色偏大，290页两面透了。④有字丁，过于老化，全书的"量"字都模糊不清。⑤封面没色过深，题签应再靠上靠边一些。⑥书里的扉页可以不用图案，或用极浅色的。⑦图像应摆在扉页之后。（《虚证论》的安排的次序是对的）

　　《虚证论》的版式不如《对药》，最突云的是差不多每页都有用一个人名占了四行以上的空白，这样既不好看，亦浪费。

　　以上都是外行话，敬希原谅，敬祝

多编好书，多云好书！

任应秋　1983．2．10．北京

吕景山同志：寄来大作《施今墨对药临床经验集》粗阅一遍我觉得你对施老临证遣药之如蜜顾角颇会尤其是又得到祝谌予同志的亲自教导理解邃深多了实属主观努力勤奋研磨有继又发挥之密诚为佳作以者为患及治疗

祝你和同志们好。

哈荔田

注：哈荔田同志为天津市卫生局副局长，天津中医学院院长、教授、中华全国中医学会副会长、卫生部医学科学委员

哈荔田教授评语

福建中醫學院

景山同志:

来信并惠赐《施今墨对药临床经验集》一册,均收到谢之! 该书确如祝谌予老先生在序言中所说,此书之作,也称今之《药对》。我认为初学中医者,在临床之际,能参此一篇,对处方遣药,帮助甚大。至於您整理和搜集施老的经验,殚尽心力,实非浅鲜。也可以说为中医事业的发展,作了添砖添瓦的工多。附此致贺!

祝谌予老先生处,代为致意!

崇高垂致

敬礼!

赵棻启

1983. 3. 31.

注:赵棻同志系福建中医研究院院长、教授。

赵棻教授评语

我阅读了吕景山付主任医师主编，山西人民出版社出版的"施今墨对药临床经验集"一书以后，觉得本书度颇具特色。

1. 总结了我国名老中医临床用药的经验，特别是处方中套用对药所任所产生的独特功效，可以增强临床中药治疗效果。

2. 现今出版的中药学书籍中，有论述对药的，但均零星叙述或附带涉及，不够全面。古人曾有《药对》专书，惜已佚传。吕景山编写的这本书填补了对药的空白，使施老临床应用对药经验不至失传。

3. 本书搜集施老对药配伍，较为详尽，数为他书之冠。分类详尽，查阅方便。对药物草味功效、伍用功转及其主治叙述较详，因而具备了系统性和科学性。

4. 介绍又以药物"经验"一项，为应用药性介之精华所在，颇为可贵，这是本书特色之一。

因此，我认为本书是近年来出版的中药学书籍中较好的一本，也是受到广大中医爱读者欢迎的一本书。

　　兰州医学院　　　　　　　副教授　叶廷珖
　　中医教研室。
　　　　　　　　　　　1983. 4. 11. 于兰州

叶廷珖教授评语（二）

　　药物疗法是中医治病手段的主流，汉以前已积累不少经验。《神农本草经》及张仲景著作，是中医药治史上一个飞跃。明代李时珍《本草纲目》举世闻名，是中药学的集大成者。自古及今，由单味药到复方，由复方到辨证论治，是中医药学从实践中发展的主要途径。复方释义，绝大多数是来自实践中使用药物的配伍得出，历代本草学及医案中，谈及某药配某药如何，某药配某药又如何者，更绝大多数是经验之谈。施老是现代有远见卓识的著名中医，从文献到自己心得，将药物配伍的宝贵经验传诸后学，弥足珍贵。吕景山医师花了不少精力，既发挥施老经验，从其中寻找中药配伍规律，罗成以飨今是对药临床疗效的一个切实用

梁乃津教授评语（一）

後之才《药对》已不可得见，《得配本草》又多语焉不详。是书之出，既裨益临床，又可沿兴日研究中药的道路和方法，继业有步骤地进一步做中药配合应用的临床和实验工作，是一件极有意义的事业。

　　　　　　　　　　梁乃津 1983.9.6。於广卅。

注：梁乃津为广州中医学院首任教务长

20×15=300　　　　　　　　　梁乃津稿纸

梁乃津教授评语（二）

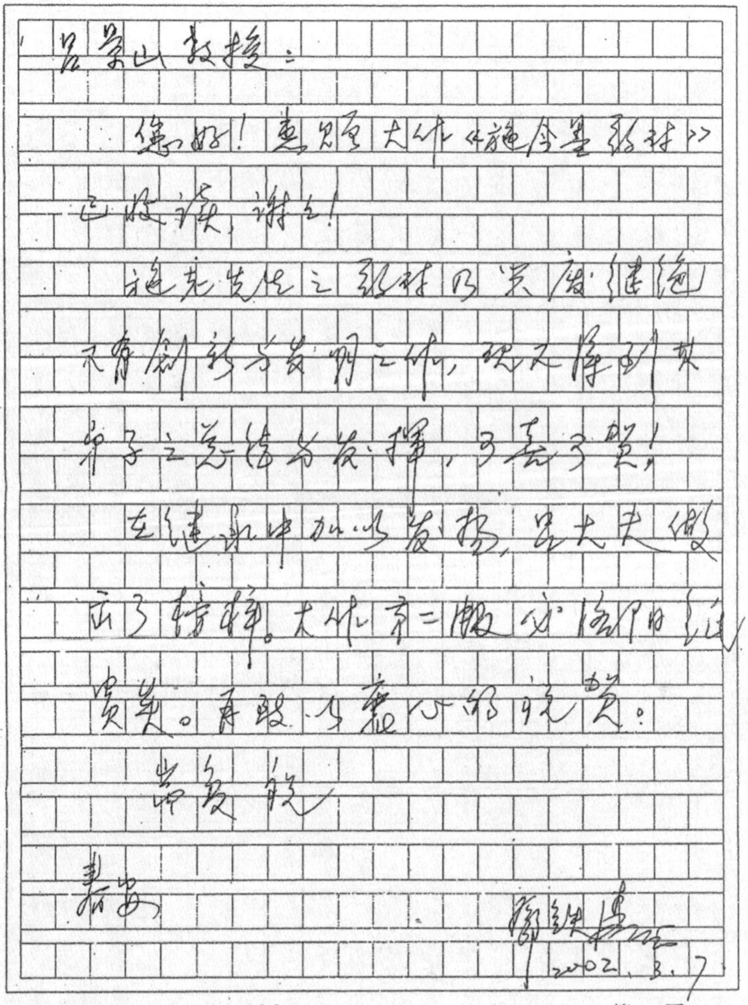

吕景山教授：

您好！惠赠大作《施今墨药对》已收读，谢谢！

施老先生之药对乃实践经验不断创新与发明之作，现又得到其弟子之总结与发挥，可喜可贺！

在继承中加以发扬，是大夫们做出了榜样。大作亦一般必备临证的资粮。再致以衷心的祝贺！

此复并颂

春安

邓铁涛

2002.3.7

原稿纸20×20=400　　第　页

邓铁涛教授评语

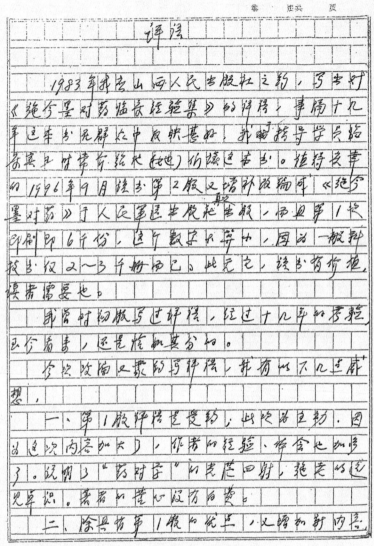

评语

　　1983年我蒙山西人民出版社之约，写专对《施今墨对药临床经验集》的评语。事属十几年这本书在群众中反映甚好，我嘱指导学员临床其于对药资料（些地）们绩这本书。值得庆幸的1996年9月辍书第2版又增补改编有《施今墨对药》于人民军医出版社出版，何且第1次印刷即16千份，这个数字不算小，因为一般科技书仅2～3千册而已。此足之，该书有价值读者需要也。

　　我曾对初版写过评语，经过十几年的考验，足令看来，还是恰如其分的。

　　今欣改编又蒙约写评语，并有以下几点感想，

　　一、第1版评语是受约，此次是主动，因为这次内容加大了，作者的经验、体会也加深了。说明了"药对字"的光芒四射，施老的远见卓识，著者的苦心没有白费。

　　二、除具有第1版的优点，又增加新内容

而且还有别人的经验，在总……、……研究、
祖国医学的丰富……，都是经过几代人的努力，
结果……不断地……提高的结晶。……书的成熟经验
也证明了这一点。

三、……善于……、善……、善……、善于
……，更属难能可贵。古人云……，院
上……为良，……此意也。

……国……把其……工作，……，不……
……，不断……，这只是……一般人的，
所以他的著作，不……，先……，……属于……
……，不断……提高，我认为他是一个……
好……，……同时也是一个善……的
……者。

四、……书出版后一定受到广大……的，因
……，……资料……责任而……内容……书……
……，……，……，……书……，……，……
……。……迁校于1988年在日……种校园……
……

中国中医研究院研究员
北京中医药大学教授　谢海洲
1997.11. 于北京

……

谢海洲教授评语（二）

祝

序

　　先师施今墨精于辨证，善于用药。尝云："临证如临阵，用药如用兵。必须明辨证候，详慎组方，灵活用药。不知医理，即难辨证；辨证不明，无从立法；遂致堆砌药味，杂乱无章。"

　　古人原以单味药立方，即谓之单方，后来体会出药物之配合运用较之单味药增强疗效，所以后世才有七方之分类，充分体现出药物配伍的功效。

　　施今墨先生处方时，常常双药并书，寓意两药之配伍应用。其间有起到协同作用者，有互消其副作用专取所长者，有相互作用产生特殊效果者，皆称之为对药。余曾于施先生临床用药中积累百数十对药，讲授于北京中医学院。景山同志当时在学，后又为我助手，也曾侍诊于施今墨先生。经其潜心研究，重新整理，加以注释，说明对药之功用，在临床使用颇为方便。北齐徐之才在前人《雷公药对》一书基础上，增修撰成《药对》一书（已佚），其寓意亦是药物配伍之运用。景山同志之作，亦可谓今之《药对》矣！

　　现因索要此对药之人甚多，遂由山西人民出版社出版，以适应广大医务人员之需要。

祝谌予序于北京

1981 年 3 月

自 序

《施今墨对药临床经验集》自 1982 年 10 月由山西人民出版社出版发行以来，深受广大读者的厚爱，并于 1983 年荣获全国优秀科技图书一等奖，也是当年中医类图书中唯一的一等奖。正如当时的科技图书评审委员会主任沈鸿在发奖大会上所说："这是一本好书，好就好在实用，不存在过时的问题。"中医老前辈叶橘泉教授对本书也曾给出这样的评价："《施今墨对药临床经验集》是一本饶有兴味和实用意义的学习资料，对于后学来说，可以作为学习中药和方剂的桥梁工作。无论是古方的桂麻、姜附、硝黄，时方的荆防、银翘、桃红等，都是构成处方的相须、相使，合理配伍，由此而进行研究方剂学的配伍规律不是更好吗？"本书受到广大同道的一致称赞，更被诸多临床医生作为必备的临证参考书阅读、收藏。

回顾历史，当年的好书依然在闪耀着她的智慧光芒。在新时代下，是书由山西科学技术出版社有限责任公司以原著形式出版，让更多的中医同仁再次学习并深入领会施老的对药经验，在帮助临床中医师提高处方用药水平的同时，也使得优秀的中医文化得到了有效的传承与弘扬。这既是笔者的中医初心，也是时代的要求。

感谢出版社为此次出版做出的辛勤劳动。不当之处，敬请指正。

吕景山

2019 年 8 月

前言

中国医药学是一个伟大的宝库。中药学又是伟大宝库的重要组成部分。它是我国劳动人民长期与疾病做斗争过程中的经验总结。为继承发扬祖国医药学遗产，谨将著名老中医施今墨先生临床用药配伍的经验，并结合自己的心得、体会，整理成册，取名为《施今墨对药临床经验集》。

该书收编对药282对，按照药物的功能和主治，分为24类，每组对药的编排顺序如下：

一、对药：即每对对药的组成。本书所载之对药，有为前贤已用者，有为施老独创者，多系临床经验所得，甚为珍贵。

二、单味功用叙述每种药物的性味、归经、功能、主治（在另一章节如有重复者从见前页）。

三、伍用功能着重论述两味药物配伍的功能、作用。这种作用，有相互协助增强药力者，有相互制约消其副作用而展其长者，有为两味合用另生其他作用者，有为沟通之作用者，等等。总之，二药相合，有其相互促进，相互制约，相互依赖，相互转化之意义。

四、主治：即对药的主治证、主治病，亦是本组对药的适应范围。

五、常用量：是指临床上常规用的分量。我们认为，临证之际，应根据病人的具体情况，予以灵活掌握，随证加减。

六、服用法除有特殊用法（如研末冲服、布包煎服、先煎、后下等）加以注明之外，一律为水煎服。

七、经验：在引证前人经验的基础上，侧重阐述施老之经验，同时也记述了我们的体会，以便加深对对药的理解与运用。

本书在编写过程中，得到有关同志的大力支持和协助，特别是祝谌予老师、李介鸣老师抽暇审阅初稿，在此一并致谢。

吕景山

目 录

第一章　疏风解表、清热退烧类

一、麻黄　桂枝 　　　　002

二、荆芥　防风 　　　　003

三、葱白　淡豆豉 　　　005

四、桑叶　桑枝 　　　　006

五、栀子　淡豆豉 　　　007

六、桑叶　菊花 　　　　009

七、金银花　连翘 　　　010

八、钩藤　薄荷 　　　　012

九、蔓荆子　连翘 　　　013

十、僵蚕　荆芥穗 　　　014

十一、金银花　金银藤 　016

十二、白茅根　芦根 　　017

十三、淡竹叶　荷梗 　　018

十四、知母　石膏 　　　020

十五、鲜地黄　干地黄 　021

十六、干地黄　白茅根 　023

十七、鲜地黄　石斛 　　024

十八、南沙参　北沙参 　025

十九、瓜蒌皮　天花粉 　026

二十、赤芍　白芍 　　　027

二十一、天冬　麦冬 　　028

二十二、鳖甲　龟板 　　030

二十三、青蒿　鳖甲 　　031

二十四、知母　黄柏 　　033

二十五、干地黄　熟地黄 034

第二章　芳香化浊、清热祛暑类

一、藿香　佩兰 　　　　038

二、滑石　甘草 　　　　039

三、车前子　六一散 　　041

四、六一散　荷叶 　　　042

五、六一散　灯心草 　　043

六、车前子　车前草 　　044

第三章　疏表透疹、解毒止痒类

一、葛根　升麻　　　　　048

二、浮萍　紫草　　　　　049

三、浮萍　牛蒡子　　　　051

四、蝉蜕　薄荷　　　　　052

第四章　和表里、调气血类

一、白芍　桂枝　　　　　056

二、白芍　柴胡　　　　　057

三、柴胡　黄芩　　　　　059

四、黄芩　半夏　　　　　061

五、知母　草果　　　　　062

第五章　止汗类

一、黄芪　防风　　　　　066

二、山茱萸　牡蛎　　　　068

三、麻黄根　浮小麦　　　069

四、黄芪　牡蛎　　　　　070

五、黄芪　浮小麦　　　　071

六、五味子　五倍子　　　072

七、黄芪　附子　　　　　073

第六章　清热解毒、消肿止痛类

一、黄芩　黄连　　　　　076

二、紫花地丁　蒲公英　　077

三、牛蒡子　连翘　　　　079

四、马勃　青黛　　　　　080

五、马勃　黛蛤散　　　　081

六、板蓝根　山豆根　　　082

七、板蓝根　玄参　　　　083

八、石膏　细辛　　　　　084

九、细辛　干地黄　　　　085

第七章　通窍亮音、疗耳鸣类

一、蝉蜕　凤凰衣　088

四、石菖蒲　蝉蜕　091

二、诃子　橘皮　089

五、磁石　石菖蒲　092

三、诃子　桔梗　甘草　090

六、苍耳子　辛夷　093

第八章　化痰止咳、下气平喘类

第一节　化痰止咳

一、浮海石　旋覆花　096

二、半夏曲　旋覆花　097

三、黛蛤散　浮海石　098

四、枇杷叶　半夏　099

五、胆星　旋覆花　100

六、天竺黄　半夏曲　101

七、橘红　橘络　102

八、紫菀　橘红　103

九、白前　前胡　104

十、白前　百部　106

十一、半夏　橘皮　107

十二、杏仁　川贝母　108

十三、知母　川贝母　109

十四、瓜蒌子　瓜蒌皮　110

十五、枇杷叶　六一散　111

十六、麻黄　罂粟壳　112

十七、人参　三七　113

十八、阿胶　紫菀　114

十九、木瓜　青黛　116

第二节　下气平喘

一、五味子　细辛　117

二、五味子　干姜　118

三、苏子　紫菀　119

四、莱菔子　白芥子　120

五、葶苈子　大枣　121

六、射干　麻黄　123

七、山药　牛蒡子　124

八、橘皮　桑白皮　125

九、桑白皮　地骨皮　126

十、桑白皮　桑叶　128

十一、熟地黄　麻黄　129

十二、熟地黄　当归　　　　130　　　十四、补骨脂　胡桃仁　　　132

十三、大枣　黑锡丹　　　　131

第九章　益胃止渴、健脾降糖类

一、苍术　玄参　　　　　　136　　　四、葛根　丹参　　　　　　140

二、黄芪　山药　　　　　　137　　　五、玄参　麦冬　　　　　　141

三、绿豆衣　薏苡仁　　　　138　　　六、知母　黄柏　肉桂　　　142

第十章　醒脾开胃类

一、鸡内金　丹参　　　　　146　　　四、佩兰　石菖蒲　　　　　151

二、鸡内金　麦芽（或谷芽）147　　　五、厚朴花　代代花　　　　152

三、乌梅　木瓜　　　　　　149　　　六、玫瑰花　代代花　　　　153

第十一章　健脾和胃、降逆止呕类

一、苍术　白术　　　　　　156　　　八、枳实　竹茹　　　　　　164

二、半夏曲　建神曲　　　　157　　　九、瓦楞子　半夏曲　　　　165

三、半夏曲　沉香曲　　　　158　　　十、黄连　吴茱萸　　　　　166

四、白术　鸡内金　　　　　159　　　十一、左金丸　血余炭　　　167

五、枳实　白术　　　　　　160　　　十二、干姜　黄连　　　　　169

六、白术　茯苓　　　　　　162　　　十三、丁香　柿蒂　　　　　170

七、半夏　竹茹　　　　　　163　　　十四、橘皮　竹茹　　　　　171

十五、苍术　白脂麻　172

十六、马宝　沉香　173

第十二章　泻下通便类

一、大黄　芒硝　176

二、玄明粉　瓜蒌　178

三、大黄　荆芥穗　179

四、大黄　肉桂　180

五、蚕沙　皂荚子　181

六、油当归　肉苁蓉　183

七、橘红　杏仁　184

八、火麻仁　郁李仁　185

九、半夏　硫黄　187

第十三章　健脾止泻、固精止遗类

一、芡实　莲子　190

二、山药　扁豆　191

三、木香　黄连　192

四、左金丸　蚕沙　193

五、花椒　苍术　194

六、肉豆蔻　补骨脂　195

七、赤石脂　禹余粮　197

八、血余炭　禹余粮　198

九、赤石脂　白石脂　199

十、金樱子　芡实　201

十一、桑螵蛸　海螵蛸　203

十二、茯苓　益智仁　204

十三、苍术　防风　205

第十四章　理气解郁、行滞消胀类

一、青皮　橘皮　208

二、枳壳　郁金　209

三、枳实　枳壳　211

四、香附　紫苏梗　212

五、青橘叶　郁金　213

六、薤白　瓜蒌　214

七、橘皮　枳实　215

八、橘皮　沉香　216

九、旋覆花　代赭石　217

十、紫苏梗　桔梗　219

十一、紫苏梗　藿香梗　220

十二、桔梗　枳壳　薤白　杏仁221

十三、砂仁　白豆蔻　222

十四、瓜蒌　枳实　223

十五、香附　乌药　224

十六、延胡索　川楝子　226

十七、高良姜　香附　227

十八、莱菔子　莱菔缨　228

十九、木香　槟榔　229

第十五章　活血化瘀、止血止痛类

一、桃仁　杏仁　232

二、丹皮　丹参　233

三、三棱　莪术　234

四、乳香　没药　236

五、花蕊石　钟乳石　238

六、三七　白及　239

七、蒲黄　五灵脂　240

八、当归　川芎　241

九、桃仁　红花　242

十、大黄　䗪虫　243

十一、月季花　代代花　244

十二、艾叶　香附　245

第十六章　宁心安神疗失眠类

第一节　养神、补心安眠

一、茯苓　茯神　248

二、茯神　麦冬　249

三、生枣仁　熟枣仁　250

四、酸枣仁　柏子仁　251

五、远志　石菖蒲　252

六、何首乌　刺蒺藜　253

七、甘松　鹿角霜　255

八、百合 知母 256

第二节 清心安神

一、酸枣仁 栀子 257

二、半夏 夏枯草 258

三、肉桂 黄连 259

四、黄连 阿胶 261

五、女贞子 旱莲草 262

六、白薇 刺蒺藜 263

七、半夏 秫米 264

第三节 重镇安神

一、龙骨 牡蛎 266

二、紫石英 紫贝齿 268

三、龙齿 紫贝齿 269

四、石决明 紫石英 270

五、紫石英 铁落 271

六、石决明 磁石 272

七、紫石英 磁石 273

八、珍珠母 磁朱丸 274

九、秫米 磁朱丸 275

十、朱砂 琥珀 276

第十七章　平肝息风、镇静镇惊类

一、刺蒺藜 僵蚕 278

二、僵蚕 地龙 279

三、全蝎 钩藤 280

四、全蝎 蜈蚣 281

五、茺蔚子 天麻 283

六、珍珠 海参肠 284

七、郁金 白矾 285

八、阿胶 龟板胶 鹿角胶 287

第十八章　降血压类

一、茺蔚子 夏枯草 290

二、槐花 黄芩 291

三、钩藤 牛膝 293

四、牡蛎 葛根 294

五、仙茅 淫羊藿 295

六、钩藤 桑寄生 296

七、牡蛎　夏枯草　　　297　　　九、夏枯草　决明子　　　299

八、石决明　决明子　　　298

第十九章　强心止痛类

一、地锦草　分心木　　　302　　　六、阿胶　仙鹤草　　　307

二、丹参　檀香　　　303　　　七、地锦草　仙鹤草　　　309

三、五灵脂　降香　　　304　　　八、人参　附子　　　310

四、丹参　三七　　　305　　　九、附子　干姜　　　311

五、石菖蒲　郁金　　　306

第二十章　利水消肿、利湿排脓类

一、车前草　旱莲草　　　314　　　九、麻黄　石膏　　　323

二、萹蓄　瞿麦　　　315　　　十、益智仁　萆薢　　　324

三、红曲　车前子　　　316　　　十一、血余炭　韭菜子　　　325

四、赤小豆　赤茯苓　　　317　　　十二、血余炭　车前子　　　326

五、赤茯苓　赤芍　　　318　　　十三、冬瓜子　甜瓜子　　　327

六、黄芪　防己　　　319　　　十四、冬瓜子　冬葵子　　　328

七、大腹皮　槟榔　　　321　　　十五、冬瓜子　青橘叶　　　329

八、麻黄　浮萍　　　322　　　十六、杏仁　薏苡仁　　　330

第二十一章　软坚散结、化石通淋类

一、浮海石　海金沙　334

二、金钱草　海金沙　335

三、滑石　浮海石　336

四、浮海石　瓦楞子　337

五、瓦楞子　滑石　338

六、瓦楞子　鱼脑石　339

七、鸡内金　芒硝　340

八、血余炭　六一散　薏苡仁　341

九、浙贝母　夏枯草　341

十、玄参　牡蛎　342

十一、海藻　昆布　343

十二、橘核　荔枝核　344

十三、合欢皮　刺蒺藜　346

十四、薏苡仁　乌梅　347

第二十二章　补肝肾、强筋骨类

一、杜仲　续断　350

二、熟地黄　细辛　351

三、续断　黄精　352

四、刺蒺藜　沙苑子　353

五、蚕沙　夜明砂　354

六、枸杞子　菊花　355

七、狗脊　功劳叶　356

第二十三章　祛(疏)风除湿、通络止痛类

一、桑枝　桑寄生　360

二、羌活　独活　361

三、海桐皮　秦艽　363

四、海风藤　络石藤　364

五、海桐皮　豨莶草　365

六、吴茱萸　木瓜　366

七、白芍　甘草　367

第二十四章　其他类

一、党参　黄芪　　　　　　　370

二、升麻　柴胡　　　　　　　371

三、桑叶　黑脂麻　　　　　　372

四、紫石英　白石英　　　　　373

五、白茅根　白茅花　　　　　374

六、升麻　荆芥穗　　　　　　375

七、苍术　黄柏　　　　　　　376

八、白术　黄芩　　　　　　　377

九、桔梗　杏仁　　　　　　　379

十、槟榔　南瓜子　　　　　　380

十一、鸦胆子　龙眼肉　　　　381

第一章 疏风解表、清热退烧类

一、麻黄　桂枝

【单味功用】

麻黄味辛、微苦，性温。入肺、膀胱经。本品中空而浮，长于升散。它既能发汗散寒而解表，用于治疗外感风寒，以致恶寒发热、头痛鼻塞、无汗、脉浮紧等表实证；又能散风止痒、散邪透疹，用于治疗麻疹透发不畅以及风疹身痒等症；还能宣肺平喘、利尿消肿，用于治疗风寒外束、肺气壅闭，以致咳嗽气喘、胸闷不舒以及水肿兼见表证者。另外，还可温散寒邪，以治风湿痹痛、阴疽痰核诸症。

桂枝味辛、甘，性温。入心、肺、膀胱经。本品为肉桂的嫩枝，体轻、色赤，有升无降。它既能解肌发表、调和营卫、温阳化气、利水消肿，用于治疗体弱表虚、外感风寒，症见发热、恶风、微有汗出而表证不解者；又治心脾阳虚、水湿内停，以致胸胁支满、心悸、气短，以及浮肿、小腹胀满、小便不利等症；又能横行手臂、温经通脉、祛风除湿、宣通闭阻、散寒止痛，用于治疗胸阳不振、心血瘀阻，以致胸膈不利、胸满闷痛、痛引肩背、心悸、气短、脉结代等症；又治风寒湿邪侵袭经络而引起的关节疼痛，以及妇女经寒瘀滞、月经不调、闭经、痛经诸症。

【伍用功用】

麻黄辛温气薄，中空外达，善行肌表卫分，开腠理散寒邪，开玄府以发汗；桂枝辛温发散，色赤入营，解肌以和营，协同麻黄入于营分，随麻黄又出于血分，以引营分之邪达于肌表，令汗出而解。二药伍用，发汗解表，善治风寒感冒，恶寒发热，头、身疼痛之表实证，为辛温解表之重剂。

【主　治】

1. 感冒风寒，以致发热、无汗、恶寒、怕风、头身疼痛之表实证。

2. 风寒湿邪所致之痹痛诸症。

3. 表邪壅盛，阳气不得宣发，而致咳喘诸症。

【常 用 量】

麻黄 3~6 克；桂枝 6~10 克。

【经　验】

麻黄、桂枝伍用，出自仲景《伤寒论》麻黄汤。用于治疗太阳病风寒在表之表实证，风、寒、湿三气所致之痹证以及冷风哮嗽。

麻黄、桂枝配伍，为辛温解表重剂，其开腠理散寒邪之作用最强。尝治高寒地区患者，冬日深夜外出，被大寒所袭，恶寒发热，四肢疼痛，不能转动，用麻黄汤一剂而解。此时麻黄开玄府行卫气，桂枝解肌表和营气同时并重。若以治痹痛，则用桂枝温经散寒，并以通血脉为主，而麻黄解风寒宣卫气为辅（麻黄配桂枝治痹痛，仍以风寒痹痛为宜，或佐以附子、防风，其效更佳）；用以治喘，则麻黄为之专功，而须以麻黄为主矣。

二、荆芥　防风

【单味功用】

荆芥味辛,性温。入肺、肝经。生用发汗祛风解表,治感冒风寒,症见发热恶寒、无汗、头痛、身痛等症,又能透发麻疹,治麻疹透发不畅诸症；炒用则入血分,可止血祛风,治衄血、便血、崩漏等症。另外,本品还可用于治疗疮疡初起而有表证者。

防风味辛、甘，性微温。入膀胱、肝、脾经。本品浮而升，为祛风圣药。它既可治风寒之感冒，发热恶寒、头痛、身痛诸症，又可治风热之感冒，症见发热恶寒、目赤、咽痛等症；还能祛风湿而止痛，治风湿痹痛等症。防风炒用，也有止血之功，可用于治疗便血、崩漏等症。

【伍用功用】

荆芥芳香而散，气味轻扬，性温而不燥，以辛为用，以散为功，偏于发散上焦风寒，炒黑入药，又入于血分，可发散血分郁热。防风气味俱升，性温而润（昔谓："风药之润剂"），善走上焦，以治上焦之风邪，又能走气分，偏于祛周身之风，且能胜湿（凡风药皆能胜湿）。二药伍用，相辅相成，并走于上，发散风寒，祛风胜湿之力增强。

【主　　治】

1. 四时感冒，见发热恶寒、无汗、头身疼痛等症。

2. 风疹（类似荨麻疹）、皮肤瘙痒症。

3. 疮疡初起诸症。

【常　用　量】

荆芥 6~10 克；防风 6~10 克。

【经　　验】

荆芥、防风伍用，名曰荆防散。《本草求真》说："荆芥……不似防风气不轻扬，祛风之必入人骨肉也，是以宣散风邪，用以防风之必兼用荆芥者，以其能入肌肤宣散故耳。"

荆芥发汗散寒之力较强，防风祛风之功较胜。二药参合，既能发散风寒，又能祛经络中之风热，故凡四时感冒，症见恶寒怕风、发热无汗、全身疼痛之症，均可配伍应用。施老认为，若属外感表证，用麻桂（辛温发表重剂）嫌热、嫌猛，用银翘嫌寒时，荆防（辛温发表轻剂）用之最宜。

三、葱白 淡豆豉

【单味功用】

葱白味辛，性温。入肺、胃经。本品生辛而散，熟甘而温，外实中空，升多降少，功专发散，既能疏散风寒、发汗解肌（发汗之力较弱），用于治疗感冒风寒轻证；又能明目利窍通便、通阳气而散阴寒，用于治疗气血凝聚致头昏头痛，寒凝气滞致腹胀腹痛，以及膀胱气化失司而小便不利等症。

淡豆豉为豆科植物大豆的成熟种子经加工发酵而成。制法有二：①通常于夏季将黑豆洗净、蒸熟，摊在席上，用桑叶、鲜青蒿盖在上面，使发酵成黄色后取出，去其桑叶、青蒿，拌以清水，放入瓮内，封口置于露天晒三星期，然后取出晒干备用。②每百斤黑大豆，用苏叶、麻黄各四斤，水浸汁，将黑豆煮透，药汁煮干，倒于竹匾内，晒至八成干后，装入大坛内，夏季三天、冬季五天，待其充分发酵，取出晒至将干，再行蒸透，然后晒干收存备用。本品前一制法，味辛、甘、微苦，性寒；后一制法，味辛，性微温。它既能发散表邪、透邪外达，用于治疗四时感冒，症见发热、恶寒、恶风、头痛等症；又能散郁清热除烦，用于治疗热性病后期的余热未尽，以致胸中烦闷、虚烦不眠等症。

【伍用功用】

葱白辛而带润，温而不燥，升多降少，入肺宣散，发汗解肌，以通上下之阳；淡豆豉气味俱降，祛风散热，利水下气，活血解毒，散郁除烦。二药伍用，一升一降，直通上下左右，通阳发汗，解表散邪，祛风散寒。二药参合，通阳发汗而不伤阴,更无寒凉遏邪之虑。清代张璐云:"豆豉吐虚热懊,得葱则发汗。"可谓二药相合,相得益彰矣。

【主　治】

外感病初起,邪在卫分者,症见恶寒发热(或微恶风寒)、头痛、四肢酸痛、苔薄白、脉浮数,或鼻塞、咳嗽等。

【常用量】

葱白3~10克,或2~5寸;淡豆豉6~12克。

【经　验】

葱白、淡豆豉伍用,出自《肘后方》葱豉汤。用于治疗感冒风寒初起,头痛鼻塞,邪轻病微者;亦治温病初起,而有恶寒者。

笔者认为,二者参合,以解肌发汗,可代麻黄汤之用。清代张璐谓:"本方药味虽轻,功效最著,凡虚人风热,伏气发温,及产后感冒,靡不随手获效。"

四、桑叶　桑枝

【单味功用】

桑叶为桑树的叶子,又叫冬桑叶、霜桑叶。其味苦、甘,性寒。入肺、肝经。本品质轻气寒,轻清发散,既能疏散在表之风热;又能清泄肺热、滋肺燥、止咳嗽,用于治疗外感风热之发热、头痛、咽喉肿痛、咳嗽等症;还能散风热、清肝热,用于治疗肝经风热,或实火引起的眼睛流泪、红肿涩痛等症。另外,还可凉血止血、乌须黑发,用于治疗血热吐血、发须早白、脱发诸症。

桑枝为桑树的嫩枝，故又叫嫩桑枝。其味苦，性平。入肝经。本品长于祛风活络、通利关节、利水消肿，用于治疗周身风热痒疹、肤干欠润、风湿痹痛以及经络瘀滞所致的关节疼痛、筋脉拘挛、四肢麻木等症。

【伍用功用】

桑叶质轻气寒，轻清发散，长于疏表邪、散风热、凉血滋燥、清肝明目；桑枝长于通络道、行津液、利关节、祛风除痹止痛。桑叶以散为主，桑枝以通为要。二药伍用，疏通兼备，清热疏风解表，祛风通络止痛益彰。

【主　治】

1. 外感初起，见身热不甚，头痛，周身不适、疼痛等症。

2. 风湿痹痛、四肢拘挛、关节疼痛等症。

3. 风热痒疹等症。

【常用量】

桑叶 6~10 克；桑枝 15~30 克。

【经　验】

桑叶、桑枝伍用，善治四时感冒诸症。若风寒较甚，与荆芥、防风伍用；若风热较重，与银花、连翘参合，其效更著。

五、栀子　淡豆豉

【单味功用】

栀子又名山栀。其味苦，性寒。入心、肝、肺、胃、三焦经（入心、肺、三焦为主）。本品生用泻火（内热用仁，表热用皮），炒黑止血，姜汁炒止烦呕。它既能清泻三焦之火邪而除烦，用于治疗热病心烦、郁闷不舒、躁扰不宁等症；又能清肝明目，以治肝热目赤肿痛等症；还能清热解毒、清利湿热，用于治疗湿热黄疸、胁肋胀满、疼痛、发热、纳呆、尿少色黄等症。另外，还能清热泻火、凉血止血，用于治疗血热妄行所致的吐血、衄血、尿血诸症。

淡豆豉（见第5页）。

【伍用功用】

栀子味苦气寒，轻飘向肺，色赤入心，善泻心肺之邪热，使其由小便而出，又善解三焦之郁火而清热除烦。本品炒后入药，既能走血分，以清血分之热；又能出于气分，以清气分之热，可谓气血两清是也。豆豉色黑，味苦气寒，经苏叶、麻黄煮水浸制之后，其气由寒转温，故能发汗开腠理，宣透表邪，散郁除烦。栀子突出一个"清"字；豆豉侧重一个"解"字。二药伍用，一清一解，清解合法，发汗解肌，宣透表邪，清泄里热，解郁除烦甚妙。

【主　治】

1. 外感风热或温病初起诸症。
2. 热性病后期，余热未清，以致胸中烦闷、躁扰不宁、失眠等症。

【常用量】

栀子 4.5~10 克；淡豆豉 6~10 克。

【经　验】

栀子、淡豆豉伍用，出自汉·张仲景《伤寒论》栀子豉汤。用于治疗伤寒汗、吐、下后，虚烦不得眠，反覆颠倒，心中懊者。《本草求真》说："烦属气，躁属热。仲景栀子豉汤用栀子以治肺烦，用香豉以治肾燥。又用栀子作吐药，以散膈上之邪。即经所谓高者因而越之是也。故栀子豉汤吐虚烦客热，瓜蒂散吐痰食宿食。"

我们体会，不论普通感冒，还是流行性感冒之发烧者，均宜施用。尤其用于治疗外感初热，凡以银翘散或荆防之类热不退，而心下郁烦不适者，即应手取效。

施老治外感病，以"清"和"解"为要法。清是清热，解为解表。即临证一面清里，一面解表。根据患者的临床表现，参以脉象、舌苔，辨清寒热的比重，分别给予三分清七分解，或五分清五分解，或七分清三分解，方可收到事半功倍之效。此二药虽然简单，一以栀子之清，一以淡豆豉之解，亦示后人治外感之大法也。

六、桑叶　菊花

【单味功用】

桑叶（见第6页）。

菊花味辛、甘、苦，性微寒。入肝、肺经。本品质轻气凉，为疏风清热之要药，用于治疗外感风热，温病初起之头痛、发热等症；又能清肝泻火、平降肝阳，用于治疗肝阳上扰、头痛头晕、肝火上攻、目赤肿痛等症；还能清热解毒，用于治疗疮疡肿毒诸症。

【伍用功用】

桑叶质轻气寒，轻清发散，能升能降，为疏散风热、宣肺泄热、润肺止咳之要药；菊花质轻气凉，轻清走上，善疏风清热、清肝明目。桑叶长于散风，菊花长于清热。桑叶清疏之力较强，菊花清疏之力较弱。故二药协同为用，疏风清热、解毒退烧、清肝明目、润肺止咳效力增强。

【主　治】

1. 风热感冒，风温初起，身热不甚，有汗表不解，咳嗽，口微渴者。
2. 肝阳上扰，或风热为患，所引起的头晕、头痛、目赤肿痛等症。

【常用量】

桑叶6~10克；菊花6~10克。

【经　验】

桑叶、菊花伍用，为辛凉解表之剂，出自清·吴鞠通《温病条辨》桑菊饮。用于治疗风温咳嗽。笔者体会，桑叶长于散风，菊花长于清热。二药参合，散风清热、解表退烧之力加强。故凡四时感冒，证属风热者，或风温初起，有汗表不解等症，用之均有良效。

七、金银花　连翘

【单味功用】

金银花又名忍冬花、银花、二花、双花。其味甘，性寒。入肺、胃、心、脾经。本品质体轻扬，气味芬香。它既能清气分之热，又能解血分之毒，且在清热之中又有轻微宣散之功，故善治外感风热，或温病初起、表证未解、里热又盛的病证。同时，金银花的清热解毒之力颇强，又能凉血而解毒热，故可用于治疗疮疡肿毒、咽喉肿痛、泻痢脓血等症。

连翘味苦，性微寒。入心、胆经。本品轻清上浮，故善走上焦、能泻心火、破血结、散气聚、消肿毒、利小便，为疮家之圣药，用于治疗外感风热，或温病初起，症见发热、烦躁、口渴等症，又治疮疡肿毒、瘰疬、丹毒、乳痈等症。

【伍用功用】

金银花质体轻扬、气味芬香，既能清气分之热，又能解血分之毒；连翘轻清上浮，善走上焦，以泻心火，破血结，散气聚，消痈肿。二药伍用，并走于上，轻清升浮宣散，清气凉血，清热解毒的力量增强。二药参合，还能疏通气血，宣导十二经脉气滞血凝，以消肿散结止痛。

【主　治】

1. 四时感冒，证属风热者。

2. 温热病初起，表证未解，里热又盛诸症。

3. 风热为患，以致头痛、目痛、牙痛、鼻渊以及咽喉肿痛、口舌生疮等症。

4. 风热痒疹。

5. 疮痈肿毒，属于"阳证"者（脉管炎可用）。

【常用量】

金银花 10~15 克；连翘 10~15 克。

【经　验】

金银花、连翘伍用，出自清·吴鞠通《温病条辨》银翘散。用于治疗温病初起诸症。亦治多种热性传染病之初起诸症。

笔者体会，还可治疗疮疡肿毒、脉管炎诸病，但用量宜大，15~30 克均可。

八、钩藤 薄荷

【单味功用】

钩藤又叫双钩藤、钩藤钩。其味甘，微寒。入肝、心包经。本品既能清肝热、平肝风、降血压、舒筋脉、除眩晕，用于治疗肝经有热致头胀头痛，肝阳上亢致头晕目眩、血压增高，以及风热头胀头昏等症；又能泻心包络之火，以清心热、息风止痉，用于治疗惊痫抽搐、热性病之手足痉挛、四肢抽搐，以及小儿惊啼瘛疭（筋急而缩为瘛，筋缓而舒为疭，伸缩不已为瘛疭，即今之搐搦是也）等症。

薄荷味辛、性凉。入肺、肝经。本品辛能发散，功擅祛风清热，用于治疗风热感冒、温病初起而有发热、微恶寒、无汗、头身疼痛等症；凉可清热，凉可清利，故能清利咽喉，以治咳嗽失音、咽喉肿痛、头痛目赤、口齿诸病症；还可散邪透疹、祛风止痒，以治痘疹初期隐隐不透，或麻疹将出之际，外感风邪，以致束闭不出诸症，又治风疹、皮肤瘙痒等症。另外，薄荷性浮而上升，为药中春升之令，故能解郁散气，可用于治疗肝气郁滞所致的胸痛、胁痛等症，还可用于治疗暑月痧症、呕吐、腹泻、腹痛等症。

【伍用功用】

钩藤清热平肝，镇痉息风；薄荷清热解表，透疹，清利咽喉，疏肝解郁。钩藤质轻气薄，轻清走上，善于清热解痉；薄荷轻清芳香，辛凉行散，长于表散风热，清利咽喉。二药伍用，祛风清热，利咽镇咳，解表退烧。

【主　治】

1. 风热感冒，或温病初起，症见发热、微恶寒、无汗、头痛、身痛者。

2. 内伤、外感咳嗽，且久久不愈者。

3. 风热上扰，症见头晕、头痛、视物不明者。

4. 肝阳上扰，以致头胀头痛、头晕目眩等症。

【常用量】

钩藤 10~15 克；薄荷 6~10 克。

【经　验】

钩藤、薄荷伍用，有良好的祛风清热、利咽止咳、解表退烧作用。每遇伤风感冒，咽痒咳嗽等症初起，或将愈时，有咽喉咳嗽时，祝谌予老师常嘱患者，以本组对药泡水代茶饮之，效果甚佳。若病情较重者，仍宜随症配伍应用为妥。入煎剂时，亦宜后下，方能取得良效。

九、蔓荆子　连翘

【单味功用】

蔓荆子味辛、苦，性平。入膀胱、肝、胃经。本品轻浮升散，直奔头面，既能疏散风热、祛风止痛、通利九窍，用于治疗外感风热、上犯清窍，以致偏正头痛、目赤肿痛、流泪怕光、牙痛、耳鸣等症；又能搜风除湿，以治风湿痹痛、肢体挛急等症。

连翘（见第 10 页）。

【伍用功用】

蔓荆子气升而散，轻浮上行，既能凉散风热，又可清肝明目，通窍止痛；连翘轻清而浮，既能散肺热，又能清心火。二药伍用，其功益彰，专清上焦风热，以解表清热、解毒止痛。

【主　　治】

1. 风热聚于上焦，以致头晕、头痛、发热等症。

2. 风火头痛、暴发火眼等症。

【常 用 量】

蔓荆子 6~10 克，打碎煎服；连翘 9~15 克。

【经　　验】

施老以蔓荆子、连翘伍用治疗头痛，证属风寒头痛，常与荆芥穗、防风同用；证属风热头痛，常与桑叶、菊花配伍，其效更著。

十、僵蚕　荆芥穗

【单味功用】

僵蚕又叫白僵蚕，为家蚕的幼虫感染白僵菌而发病僵死的虫体。其味咸、辛，性平。入肝、肺经。本品得清化之气，故僵而不腐。其气味俱薄，轻浮而升，它既能疏散风热、祛风止痛，用于治疗风热为患所引起的头痛（类似神经性头痛等）、喉痹（类似咽喉炎）、喉风（类似咽部化脓性疾患），以及目赤肿痛等症；又能息风止痉，用于治疗痰热壅盛所引起的惊痫抽搐、小儿急慢惊风、中风失语等症；还能化痰散结，用于治疗瘰疬痰核。另外，还能祛风止痒，用于治疗风疹瘙痒等症，还可治疗崩中带下以及面（类似面颊色素沉着）。

荆芥穗即荆芥的花穗。本品味辛芳香，性温不燥，气质轻扬，轻宣发散，疏解在上、在表的风寒外邪，并能入于血分，清散血分之伏热，以引邪外透，可用于治疗感冒，以及外感久久不愈而入于血分者，又能治疗麻疹透发不畅等症。

【伍用功用】

白僵蚕僵而不腐，得清化之气为最，其气味俱薄，轻浮而升，故能祛风清热，息风解痉，化痰散结，通络止痛；荆芥穗味辛芳香，气质轻扬，宣发升散，功专散风热，清头目，止疼痛。二药伍用，并走于上，祛风清热，清肝明目，行血散瘀，胜湿止带，通络止痛之力增强。

【主　治】

1. 感冒风寒，恶寒发热，鼻塞流涕，无汗头痛等症。

2. 风疹（类似荨麻疹）、皮肤瘙痒等症。

3. 赤白带下诸症。

4. 崩漏诸症，属风热乘脾者。

5. 中风失音。

【常用量】

僵蚕 6~10 克，研末吞服，每服 1~1.5 克；荆芥穗 6~10 克。

【经　验】

僵蚕、荆芥穗伍用，治病范围很广，如能辨证准确，适当选配应用，均能取得良效。若治妇女崩中漏下（子宫出血）者，荆芥穗宜炒黑入药，必要时加米醋 50~100 克，与药同煎，止血作用更速。

十一、金银花　金银藤

【单味功用】

金银花（见第10页）。

金银藤即常绿藤本植物金银花之带叶的嫩枝，因经冬不凋，故又叫忍冬藤。本品除具有金银花的清热解毒等功效外，还具有清经络之中的风湿热邪，并能疏通络道的气机而达止痛消肿之作用，用于治疗风热感冒、头身疼痛，以及风湿热痹（相当于风湿性关节炎有风湿活动者，结节性红斑），关节红、肿、热、痛、屈伸不利者。

【伍用功用】

金银花质体轻扬，气味芬香，既能清气分之热，又能解血分之毒，故为清热解毒之佳品；金银藤即是忍冬的带叶嫩枝，具有生发之气，故能理气行滞，通络止痛，疏风清热。

金银花以清热解毒为主；金银藤以通络止痛为要。二药伍用，清热消炎、解毒（抗菌、抗病毒）消肿、通络止痛之力增强。

【主　　治】

1. 温病初起，邪在卫分者，或外感风热，以致发热恶风、咽喉肿痛、四肢酸楚疼痛等症。

2. 疮疡红肿诸症。

3. 热痹，类似结节性红斑、风湿性关节炎有风湿活动者诸症。

【常用量】

金银花10~15克；金银藤15~30克。

【经　　验】

金银花、金银藤伍用，习以治疗外感风热，或温病初起，四肢酸楚、疼痛等症。若治热痹诸症，常与丹皮、丹参、苍术、黄柏配伍应用，其效更捷。据报道，近人亦合用本组对药，用于治疗脉管炎，并证实它具有解毒消炎、通络止痛的功效。

十二、白茅根　芦根

【单味功用】

白茅根味甘，性寒。中空有节，入肺、胃经。本品善清肺胃之热，而生津止渴，以治热性病之烦渴，以及肺热咳嗽、胃热呕哕等症；又能凉血止血，以治血热妄行、吐血、尿血等症。另外，本品还有利尿之功，故可导热下行，可治水肿、热淋、黄疸等症。

芦根与苇根原系同一药物，其生于水边干地，小者为芦，生于水深之处，大者为苇。其味甘，性寒。入肺、胃经。本品中空能理肺气，其味甘多液，更善滋阴养肺，上可祛痰排脓、清热透疹，中可清胃热、生津止渴、止呕，下可利小便导热外出，用于治疗温热病之高烧、口渴、胃热呕吐，以及肺热咳嗽、痰稠而黄、吐之不爽等症。

【伍用功用】

白茅根味甘而不腻膈，性寒而不碍胃，利水而不伤阴，善清血分之热；芦根味甘而不滋腻，生津而不恋邪，专清气分之热。二药伍用，气血双清，发汗解表，清热退烧。白茅根清里，芦根透表，一清一透，故于肺热咳喘，清透疹毒尤所擅优。

【主　　治】

1. 感冒发烧，感冒之初，只用芦根，二三日不解者，加入白茅根。

2. 温病之发热、烦渴、烦躁不安等症。

3. 肺热咳喘（支气管肺炎、大叶性肺炎、病毒性肺炎等病均宜使用）。

4. 麻疹初起，脏腑郁热，疹毒过盛，宜表散者，用之可透发疹毒。

5. 急性肾炎，尿路感染，表现有发热、小便不利、水肿者亦可使用。

6. 止热呃。

【常 用 量】

白茅根鲜品用 30~60 克，干品取 10~15 克；芦根鲜品用 30 克，或 30 厘米，干品取 10~15 克。

【经　　验】

芦根、白茅根伍用，出自《千金方》，芦根、白茅根各 60 克，水四升，煮二升分服，治反胃上气。施老经验不论外感发烧，还是内伤发热，以及原因不明之低烧均宜使用。若发热甚者，可伍用山栀、豆豉，则退热更速。

另外，二药煎水代茶频频饮之，尚有预防小儿麻疹合并肺炎之功。

十三、淡竹叶　荷梗

【单味功用】

竹子分为苦竹、淡竹两种。其叶均可入药。其鲜品者,称为鲜竹叶;其干品者,称为淡竹叶。本品味甘淡,性寒。入心、胃、小肠经。它上能清心火而除烦,以治热病烦热、口舌生疮、咳逆喘促、小儿风热惊痫等症;中能清胃热,以治烦热口渴、呕哕吐血等症；下能渗湿、利小便，以治小便短赤、湿热黄疸诸症。

荷梗为荷叶的叶柄。其味苦，性平。入肝、脾、胃经。本品除具有荷叶的解暑清热、升发清阳的作用外，更擅长于理气宽胸，用于治疗夏季感受暑湿，症见胸闷不舒、恶心呕吐、食欲不振等。另外，又能通气利水，以治泄泻、痢疾、淋病、带下。

【伍用功用】

淡竹叶体轻气薄，味甘而淡，气寒而凉，轻能走上，辛能散郁，甘能缓脾，凉能清心，寒能清热；荷梗味苦气平，中空体轻，生于水土之下，污秽之中，挺然独立，富有长养生发之气，故能祛暑清热，理气宽胸，升发清阳（升发脾胃之气）。淡竹叶以清利为主，导热下行，令其从小便而解；荷梗以升清为要，以理气宽中，消胀除满，醒脾开胃。二药伍用，一升一降，相互为用，清心火，利小便，祛暑湿，快胸膈，消胀除满，开胃增食之功增强。

【主　治】

1. 夏日中暑诸症。

2. 热性病由卫分转入气分，症见烦热、口渴、小便不利等症。

3. 小儿发热、小便短赤等症。

4. 心热下移小肠，症见小便涩痛等症。

5. 湿热发黄诸症。

【常用量】

淡竹叶鲜品用 15~30 克，干品取 10~15 克；荷梗 10~50 厘米。

十四、知母　石膏

【单味功用】

知母味苦、甘，性寒。入肺、胃、肾经。本品质润，苦寒不燥，沉中有浮，降中有升，上行能清肃肺气，以泻肺火、润肺燥、除烦热、止咳嗽，用于治疗温热病，邪在气分，症见高热、烦躁、口渴、脉洪大者，以及阴虚燥咳或肺热咳嗽诸症；入于中，善清胃火、除烦渴，用于治疗消渴病之中消诸症；行于下，则能泻相火、滋肾燥，用于治疗阴虚火旺、骨蒸潮热、盗汗等症。

石膏多以生品入药，故又叫生石膏。其味辛、甘，性大寒。入肺、胃经。本品质重气浮，入于肺经，既能清泄肺热而平喘，以治肺热气喘诸症；又能清热泻火，清泄气分实热，以解肌肤邪热，用于治疗温病，邪在气分，以致壮热汗出、口渴、烦躁、脉洪大之症。入于胃经，以清热泻火，而治胃火亢盛，胃火上炎，以致头痛、牙龈肿痛等症。

【伍用功用】

知母甘、苦而寒，质润多液，既升又降，上能清肺热，中能清胃火，下能泻相火；生石膏甘辛而淡，体重而降，气浮又升，其性大寒，善清肺胃之热，又偏走气分，以清气分实热。二药伍用，相互促进，清泄肺胃实热之力增强。

【主　　治】

1. 外感风寒，传变化热，或温热之邪，入于肺胃，症见高热不退、口渴、烦躁，甚至神昏狂乱、脉象洪大而数等外感气分实热之证。

2. 糖尿病，表现为上消口干、口渴甚则大渴引饮者。

【常　用　量】

知母 6~10 克；石膏 15~30 克，打碎先煎。

【经　　验】

生石膏、知母伍用，出自《伤寒论》白虎汤。治阳明病脉洪大而长，不恶寒，反恶热，舌上干燥，而烦躁不得卧，渴欲饮水数升者，脉滑数而手足逆冷，此热厥也，亦主之。

生石膏亦可轧细水飞，水量须多，取一二大碗，频频饮之，以取微汗为佳，即古人所谓石膏可解肌退热者是也。盖石膏辛甘发散，有透邪外达之力，其性寒可乘发散之势而逐热外邪外解。若热邪久稽，宜与青蒿、白茅根配伍，以透发郁久之邪热。

糖尿病属于祖国医学"消渴"的范畴。所谓上消，多属肺阴虚而化热之故，宜用生石膏、知母为治。盖以生石膏甘寒清热，除烦止渴，用知母苦寒坚阴，滋阴润燥，二药相合，相得益彰，治疗上渴诸症，确有实效。

十五、鲜地黄　干地黄

【单味功用】

鲜地黄又叫鲜生地，为玄参科植物地黄的新鲜根茎。其味甘、苦，性寒。入心、肝、肾经。本品甘寒多汁，略带苦味，性凉而不滞，质润而不腻，长于清热泻火、生津止渴、凉血止血、止血而不留瘀，用于治疗热性病之邪热入营，见身热、口渴、舌绛，或身发斑疹，或阴虚火旺致咽喉疼痛，以及血热妄行所引起的吐血、咯血、衄血、尿血、便血、血崩诸症。另外，还治虚劳骨蒸、消渴、便秘等症。

干地黄又名干生地、大生地，为玄参科植物地黄晒干后的根茎。其味甘、苦，性凉。入心、肝、肾经。本品味厚气薄，功专滋阴清热、养血润燥、凉血止血、生津止渴，用于治疗温病发热、舌绛口渴，阴虚发热，热性病后期，症见低热不退、消渴、吐血、衄血、尿血、便血、崩漏下血、月经不调、胎动不安、阴伤便秘。

【伍用功用】

鲜生地含水分较多，清热泻火，生津凉血力强；干地黄所含水分较少，滋阴养血功最。二药伍用，其功益彰，养阴清热，凉血退热，生津止渴的力量增强。

【主　治】

1. 热性病邪热入营者。

2. 温热病伤阴，营血受损，低烧不退者。

3. 血热妄行，或阴虚血热，迫血妄行者（如咳血、吐血、鼻衄、皮下出血等）。

【常用量】

鲜地黄 15~60 克，也可捣汁入药；干地黄 10~15 克，大剂 30~60 克。

【经　验】

施老临证处方，习惯以大生地、鲜生地并书。大生地滋阴养血之力较强，善治慢性阴虚血少发热等症；鲜生地清热凉血之功较胜，擅治急性热性病之发热、失血等症。二药伍用，相得益彰，清热凉血，滋阴生津的力量增强。鲜生地：北京药店所售为鲜细生地，其功逊于生地。

十六、干地黄　白茅根

【单味功用】

干地黄（见第21页）。

白茅根（见第17页）。

【伍用功用】

干地黄色黑，味厚气薄，善走血分，功专滋阴凉血，生血益精；白茅根具有透发之性，亦走血分，以清血分之热，而托毒退热。二药伍用，清热凉血，托毒退烧的功效增强。

【主　　治】

1. 热性病热邪入营，所致的发热、口渴、舌绛或身现斑疹等症。

2. 血热妄行，症见衄血、吐血、脉细数者。

3. 热性病伤阴，低烧不退者。

4. 手术后发烧，以及原因不明之低烧。

【常　用　量】

干地黄10~15克；白茅根15~30克。

十七、鲜地黄 石斛

【单味功用】

鲜地黄（见第21页）。

石斛生于石上，体瘦不肥，色黄如金，旁枝如钗，故又叫耳环石斛。其味甘、淡，性微寒。入肺、胃、肾经。它既能养胃阴、生津液、清虚热、止烦呕，用于治疗胃阴不足、虚火上炎所致的烦渴、干呕、饮食乏味、胃脘疼痛、舌干而红或光剥无苔等症；也治热病后期，阴液亏损，见虚热微烦、口干口渴、食欲不振、自汗等症；又能涩元气、强腰膝、坚筋骨，用于治疗腰膝软弱无力、阴囊潮湿、精少、小便余沥等症。

【伍用功用】

鲜地黄甘寒多汁液，性凉而不滞，质润而不腻，功专清热泻火，生津止渴，凉血散瘀，凉血止血（止血而不留瘀）；鲜石斛甘寒汁浓，功擅养胃阴，生津液，清虚热，止烦渴。二者均为甘寒之品，又同取鲜品入药，意即取其更多的汁液，以增强养阴生津、清热退烧、泄热除烦之功。

【主　　治】

1. 热性病后期，由于高烧伤阴，以致口干舌燥、烦渴欲饮、津少纳呆、舌红少苔。

2. 温热病伤阴，阴虚内热，低烧不退者。

3. 胃病日久，阴液不足，胃口不开（食欲不振）者。

【常用量】

鲜地黄15~30克；石斛6~12克，鲜品15~30克。

【经　　验】

鲜地黄、鲜石斛伍用，出自《时病论》清热保津法。治温热有汗，风热化火，热伤津液，舌苔变黑。

十八、南沙参　北沙参

【单味功用】

南沙参又叫沙参、白沙参、泡沙参、桔参、土人参等。为桔梗科植物轮叶沙参、杏叶沙参或其他几种同属植物的根。其味甘、微苦，性凉。入肺、肝经。它能养阴清肺、祛痰止咳，用于治疗肺热燥咳、咯痰不爽、口燥咽干、虚劳久咳、百日咳、虚火牙痛等症。

北沙参又名辽沙参、海沙参、银条参、野香菜根、真北沙参。为伞形科植物珊瑚菜的根。其味甘、苦、淡，性凉。入肺、脾经。本品养阴清肺、祛痰止咳，用于治疗肺热燥咳、虚痨久咳，热性病后阴伤咽干、口渴等症。

【伍用功用】

《本草求真》云："沙参有南、北二种，北沙参质坚性寒，南沙参体虚力微。"施老认为："南沙参养阴生津，润肺止咳力弱；北沙参养阴生津，润肺止咳力强。"二药伍用，相互促进，养阴生津、清热止渴、润肺止咳的力量增强。

【主　　治】

1. 热性病之伤津口干舌燥、舌红少苔或舌光无苔等症。

2. 肺虚有热，咳嗽不已等症。

【常 用 量】

南沙参 10~15 克；北沙参 10~15 克。

【经　　验】

沙参古无南北之分，至清代《本草纲目拾遗》《本经逢原》始分南北二种。北者质坚，南者质松。北者力强，南者力弱。合而用之，以增强药效也。

十九、瓜蒌皮　天花粉

【单味功用】

瓜蒌原植物名栝楼，其果实的果皮叫瓜蒌皮，又名栝楼壳。其味甘，性寒。入肺、胃、大肠经。功专清肺化痰、宽中利气、开胸间胃口之痰热，治痰热咳嗽、咽痛、胸痛、吐血、衄血、消渴、便秘、痈疮肿毒。

天花粉又称瓜蒌根，为葫芦科植物栝楼的根。其味甘、苦、酸，性凉而润。入肺、胃经。它既能生津止渴、清肺润燥、化胸中燥痰、宁肺止咳，治肺热燥咳、热病口渴、消渴、黄疸等症；又能通行经络、消肿排脓、解一切疮家热毒，治痈肿疮疡诸症。

【伍用功用】

瓜蒌皮清肺化痰，宽中利气；天花粉清热化痰，养胃生津，解毒消肿。二药伍用，药效倍增，荡热涤痰，生津润燥，开胸散结，润肺止咳甚效。

【主　　治】

1.肺燥咳嗽，干咳痰少，日久不愈者。

2. 热性病伤阴之口干、口渴、胸闷气逆等症。

【常 用 量】

瓜蒌皮 6~10 克；天花粉 10~30 克。

【经　　验】

施老临证处方时，多以瓜蒌皮、瓜蒌根并书，用于治疗肺燥咳嗽甚效。若与南沙参、北沙参合用，其效更著。

二十、赤芍　白芍

【单味功用】

赤芍又名赤芍药、红芍药。其味苦，性微寒。入肝经。它既能凉血散瘀、清热退烧，以治温热病热入营分，症见发热、身发斑疹、舌绛，以及血热妄行致吐血、衄血等症；又能活血化瘀、消肿止痛，治妇女经闭、癥瘕积聚、胁痛、腹痛、衄血、血痢、肠风下血、目赤、痈肿。

白芍又名白芍药。其味苦、酸，性微寒。入肝经。本品既能养血敛阴，以治血虚引起的月经不调、痛经、崩漏以及自汗、盗汗等症；又能平抑肝阳，以治肝阴不足、肝阳上亢，症见头胀、头痛、眩晕、耳鸣或烦躁易怒等等；还能柔肝止痛，用治肝气郁滞致胸胁疼痛，肝气犯胃致胃脘疼痛，肝脾不和致腹部挛急、疼痛，以及血虚、血不养筋引起的手足肌肉挛急、疼痛等症。

【伍用功用】

赤芍清热凉血，活血散瘀；白芍养血敛阴，柔肝止痛。赤芍泻肝火，白芍养肝阴。赤芍散而不补，白芍补而不泻。二药伍用，一散一敛，一泻一补，清热退烧，养血敛阴，散瘀止痛的力量增强。

【主　治】

1. 血分有热，低烧久久不退者。

2. 阴虚津亏，口干舌燥，目赤而痛，而有余热未清者。

3. 胸胁疼痛，腹痛坚积诸症。

4. 妇人月经不调、经闭诸症。

【常用量】

赤芍 6~10 克；白芍 6~10 克。

【经　验】

古人认为赤芍、白芍主治不同，赤有散邪行血之功，白有敛阴益营之力。施老习惯以炒赤芍、炒白芍伍用，善入阴分，一补一泻，以达相辅相成之功效。白芍敛阴，赤芍凉血，二药相合，而退血分之热（敛阴凉血而不恋邪）。白芍柔肝，赤芍行血，二药参合，止痛之功益彰。故凡腹痛坚积，经闭目赤，因于积热者其效更著。若营卫不和，气血不调，络道不畅，肢体疼痛者，可与柴胡、桂枝伍用，其效更佳。

二十一、天冬　麦冬

【单味功用】

天冬又名天门冬。其味甘、苦，性大寒。入肺、肾经。本品甘寒滋阴、苦寒泄热，能滋阴润燥、清肺泻火、化痰止咳、滋肾阴、退虚热，用于治疗阴虚发热、潮热盗汗、阴虚肺燥、干咳少痰、甚或吐血、肺痿、肺痈、咽喉肿痛、消渴、便秘等症。

麦冬又名麦门冬。其味甘、微苦，性微寒。入心、肺、胃经。本品既能养阴润肺、化痰止咳，用于治疗阴虚肺燥、干咳少痰，或咳逆痰稠、咽喉不利，以及吐血、咯血、肺痿、肺痈；又能养胃阴、生津液、润肠燥，以治热病伤津、咽干口渴、舌红少苔、大便燥结；还能清心除烦，可治心阴不足所引起的心烦、失眠、心悸、怔忡。

【伍用功用】

天冬养阴清热，润燥生津，润肺止咳；麦冬清心润肺，养胃生津，养阴润燥。二药伍用，其功益彰，滋阴润燥，清肺、心、胃、肾之虚热，也有甘寒清润，金水相生，畅利三焦之妙用。

【主　　治】

1. 阴虚发热，津少口干，口渴，干咳少痰，心烦不安等症。
2. 热伤肺络，血不循经，而致咯血诸症。
3. 糖尿病，表现为上消、中渴诸症者。
4. 慢性气管炎，属肺燥阴虚者，亦宜常服。

【常　用　量】

天冬 10~15 克；麦冬 10~15 克。

【经　　验】

天冬、麦冬伍用，名曰二冬膏，出自清·张璐《张氏医通》。用以治疗肺胃燥热，咳嗽少痰，咽喉燥症。

张锡纯说："天冬，味甘微辛、性凉，津液浓厚润滑。其色黄兼白，能入肺以清燥热，故善利痰宁嗽；入胃以消实热，故善生津止渴。津浓液滑之性，能通利二便、流通血脉、畅达经络，虽为滋阴之品，实兼能补益气分。"又说："麦冬，味甘，性凉，气微香，津液浓厚，色兼黄白。能入胃以养胃液，开胃进食，更能入脾以助脾散精于肺，定喘宁嗽，即引肺气清肃下行，统调水道以归膀胱。盖因其性凉、液浓、气香，而升降濡润之中，兼具开通之力，故有种种诸效也，用者不宜去心。"

笔者体会，天冬、麦冬均为甘寒清润之品，二者养阴润燥之功相似，故相须为用。又麦冬入肺经，以养肺阴，天冬兼入肾经，以润肾燥，二药相合，有金水相生之妙用。

二十二、鳖甲　龟板

【单味功用】

鳖甲味咸，性平。入肝、脾、肾经。本品既能滋肝肾之阴而潜纳浮阳，治肝肾不足、潮热盗汗或阴虚阳亢，以及热性病、阴虚风动、手足抽搐等症；又能软坚散结、破瘀通经，治久疟、疟母、胸胁作痛以及月经不通、肝脾肿大、癥瘕积聚等症。

龟板味咸、甘，性平。入肾、心、肝经。本品既能滋肾阴而潜浮阳，治肝肾不足、骨蒸劳热、潮热盗汗，或热病伤阴、阴虚风动诸症；又能益肾阴而健筋骨，治腰脚痿软、筋骨不健、小儿囟门不闭合等症。

【伍用功用】

鳖甲滋阴潜阳，养阴清热，散结消痞；龟板滋阴潜阳，益肾健骨。鳖甲为鳖的背甲，龟板是乌龟的腹甲。龟板滋阴力强，鳖甲退热力胜。龟板通心入肾以滋阴，鳖甲走肝益肾以除热。二药伍用，相互促进，阴阳相合，任、督之脉并举，滋阴清热退烧，育阴息风止痉力彰。

【主　治】

1. 阴虚发热、骨蒸潮热、盗汗、肺痨（类似肺结核）咳嗽等症。

2. 热病伤阴，虚风内动，以致手足瘛疭、痿软无力、舌红少苔等症。

3. 阴虚阳亢，肝阳上扰，以致头晕、目眩、头胀、头痛、耳鸣等症。

4. 癥瘕积聚诸症（肝脾肿大者，亦宜使用）。

5. 高血压病，证属阴虚阳亢者。

【常 用 量】

鳖甲 10~30 克；龟板 10~30 克。同捣先煎。

【经 验】

鳖甲、龟板有沙炒炮用者，有醋炙入药者，还有生品使用者种种。施老常以生品入药，因炙品易破坏其有效成分而降低治疗效果，故少用制品， 多用生品入药。

二十三、青蒿 鳖甲

【单味功用】

青蒿气味芳香，故又名香青蒿。其味苦、辛，性寒。入肝、胆经。本品得春升之令最早（二月生苗），故阴中有阳，降中有升，专走肝肾三焦血分。它既能除阴火伏留骨节，而凉血除蒸、退虚热，用于治疗阴虚发热，如虚痨病之午后潮热，或原因不明的低热久久不愈者；又治热性病后期，邪入阴分，夜热早凉等症； 青蒿又能清热解暑，用于治疗暑热外感之发热、无汗等症；还能抑制疟原虫的发育，故可治疗疟疾（包括恶性疟疾）。

鳖甲（见第 30 页）。

【伍用功用】

青蒿气味芬芳，性寒而不伤胃，既能达于表，透发肌间郁热，以清热祛暑，又能入于里，升发舒脾，泄热杀虫；鳖甲为介虫之类，咸寒属阴，功专滋阴潜阳，软坚散结，清骨间之邪热。二药伍用，相互促进，清虚热、退伏邪的效力增强。

【主　治】

1. 阴虚发烧、骨蒸潮热、盗汗、咳嗽等症。

2. 疟疾（包括恶性疟），兼见发热、脾脏肿大者。

3. 温热病恢复期，邪热伤阴，阴分余邪未清，所致的暮热早凉、口干口渴、舌红少苔等症。

4. 原因不明之低烧。

【常用量】

青蒿 5~10 克；鳖甲 10~15 克，打碎先煎。

【经　验】

青蒿、鳖甲伍用，出自吴鞠通《温病条辨》青蒿鳖甲汤。治疟疾及温病之暮热早凉、汗解渴饮者。同时也治邪热留于阴分（即所谓之"低烧"）。邪热留阴，阴液已虚，但不可一味滋阴，滋阴则留邪。亦不能散邪，更不能用苦寒，因均可伤阴。只可以青蒿透热，以鳖甲养阴退热，使阴复则足以制火，邪热自除。青蒿退热而不伤正，即古人谓：用之佐气血之药，退阴火，解劳热，大建奇功也。

二十四、知母　黄柏

【单味功用】

知母（见第 20 页）。

黄柏又名檗皮、黄檗。其味苦，性寒。入肾、膀胱、大肠经。本品沉阴下降，生用降实火，炙用不甚伤胃，酒制治上，蜜制治中，盐制治下，炒黑能止血、止带。它既能清实热、退虚热，而侧重于泻相火、退虚热，用于治疗阴虚发热、骨蒸潮热、梦遗滑精等症；又能清热燥湿、泻火解毒，用于治疗湿热黄疸、湿热下痢、热毒疮疡、湿疹，以及湿热下注所引起的赤白带下、足膝肿痛、热淋（小便涩痛）等症。

【伍用功用】

知母甘寒滋肾润燥，苦寒清热泻火；黄柏苦寒坚阴，清热燥湿，泻火解毒，善退虚热。二药伍用，相互促进，滋阴清热退烧，泻火解毒除湿，降低血糖之力益彰。

【主　　治】

1. 阴虚发热、骨蒸潮热、盗汗等症。

2. 阴虚火旺，相火妄动，所引起的梦遗、滑精、妇女前阴瘙痒诸症。

3. 阴虚阳不能化，小便不利者。

4. 男子"强中"，女子性欲亢进，均宜使用。

【常　用　量】

知母 6~10 克；黄柏 6~10 克。

【经　　验】

知母、黄柏伍用，出自李东垣《兰室秘藏》滋肾丸。治下焦湿热，小便癃闭，点滴不通。李杲曰："知母其用有四：泻无根之肾火，疗有汗之骨蒸，止虚劳之热，滋化源之阴。仲景用此入白虎汤治不得眠者，烦躁也。烦出于肺，躁出于肾，君以石膏，佐以知母之苦寒，以清肾之源，缓以甘草、粳米，使不速下也。又凡病小便闭塞而渴者，热在上焦气分，肺中伏热，不能生水，膀胱绝其化源，宜用气薄味薄淡渗之药，以泻肺火、清肺金而滋水之化源。若热在下焦血分而不渴者，乃真水不足，膀胱干涸，乃无阴则阳无以化，法当用黄柏。知母大苦大寒之药，以补肾与膀胱，使阴气行而阳气自化，小便自通。"李时珍曰："知母之辛苦寒凉，下则润肾燥而滋阴，上则清肺金泻火，乃二经气分药也，黄柏则是肾经血分药，故二药必相须而行。"《本草正义》载："古书言知母佐黄柏滋阴降火，有金水相生之义。盖谓黄柏能制膀胱，命门阴中之火，知母能消肺金，制肾水化源之火，去火可以保阴，是即所谓滋阴也。故洁古、东垣皆以为滋阴降火之要药。"

知母、黄柏、甘草伍用，张景岳定名为"正气汤"，治阴分有火盗汗。

"强中"即阴茎勃起坚硬，久久不痿而精液自泄的病证。

二十五、干地黄　熟地黄

【单味功用】

干地黄（见第 21 页）。

熟地黄即是地黄用酒、砂仁、陈皮为辅料，经反复蒸晒，至内外色黑、油润，质体柔软黏腻而得。其味甘，性微温。入心、肝、肾经。本品味厚气薄，为补血生精、滋阴补肾、滋阴退热之要药，用于治疗血虚所引起的萎黄、眩晕、心悸、怔忡、失眠、月经不调、崩漏等症,以及肝肾阴虚所致骨蒸潮热、盗汗、耳鸣、头昏、遗精、滑精、消渴诸症。

【伍用功用】

干地黄性凉而不寒,善于滋阴凉血,养阴生津,生血脉,益精髓,聪明耳目;熟地黄补血生津,滋肾养肝。二药伍用,相互促进,其功益彰,共奏滋阴补肾、益精填髓、补血生血、养阴凉血、清热退烧之功。

【主 治】

1. 热性病之伤阴,低烧不退诸症。

2. 阴虚血亏,骨蒸潮热等症。

3. 肝肾不足,精亏血少,以致眩晕、心悸、失眠、月经不调、月经稀乏或崩漏等症。

【常 用 量】

干地黄 10~15 克;熟地黄 6~10 克。

【经 验】

干地黄即生地,熟地黄也叫熟地。二药伍用,有的医生临证处方书写二地,施老习以生熟地并书。生地以养阴为主,熟地以滋阴为要。生地以凉血止血为主,熟地以补血为要。二药相合,相得益彰。

生地、熟地伍用,出自《景岳全书》二黄散,生地、熟地各等分,研为细末,每服 10 克。治胎漏下血,或内热晡热,或头痛头晕,或烦躁作渴,或胁肋胀痛等症。

熟地黏腻之性较甚,易于助湿碍胃,即俗云"腻膈",故少佐砂仁,以去其弊。

第二章 芳香化浊、清热祛暑类

一、藿香　佩兰

【单味功用】

藿香味辛，性微温。入肺、胃、脾经。本品气味芳香，为解暑之上品，善治暑湿为患，症见胸闷不舒、倦怠无力、舌苔白腻等症；又能醒脾和胃、开胃进食、和中止呕，用于治疗湿阻脾胃，症见胸脘胀满、胃纳不佳、恶心呕吐、心腹疼痛或有腹泻等症。

佩兰味辛，性平，气香如兰而得名。它既能解暑化湿，用于治疗感受暑湿或湿温初起，症见畏寒发热、头闷头胀、胸闷纳呆等症；又能化湿和中，用于治疗湿阻中焦，症见胸脘满闷、食欲不振、口中甜腻、恶心呕吐、腹泻、舌苔白腻等症。

【伍用功用】

藿香芳香而不嫌其猛烈，温煦而不偏于燥热，既能散表邪，又能化里湿，取其鲜品，多用于夏秋之季，以增强解暑之力；佩兰气味芳香，既能发散暑邪，又能宣化湿浊，取其鲜品，药力更彰。二药伍用，芳香化浊，清热祛暑，和胃止呕，醒脾增食益彰。

【主　　治】

1. 夏日受暑，头昏头胀，胸闷脘满，恶心呕吐，甚则腹痛、腹泻等症。
2. 胃、十二指肠溃疡，证属胃阴受损者。

3. 黄疸型肝炎、无黄疸型肝炎，证属湿浊蕴结者。

【常用量】

藿香6~10克；佩兰6~10克。

【经　　验】

藿香、佩兰伍用，出自《时病论》芳香化浊法。治五月霉湿，并治秽浊之气。施老临证之际，藿香、佩兰习惯用其鲜品，因为鲜者气香浓郁，内含有效成分高，所以芳香化浊（化湿之意也）作用强，治疗效果也佳。凡湿浊困脾、脘腹胀满、恶心呕吐等症，皆宜选用。

二药入煎剂时，应该后下，不宜久煎，否则芳香之气耗散，有效成分也随之挥发而影响疗效。

二、滑石　甘草

【单味功用】

滑石因其性滑而得名。本品味甘、淡，性寒，色白。入膀胱、胃经。它既能清暑泄热、清热降火、生津止渴，用于治疗暑热烦闷、头昏头胀、口干口渴、恶心呕吐等症；又能利窍通闭、利水通淋、渗湿止泻，用于治疗小便不利、小便赤热涩痛、黄疸水肿、湿热泻痢、吐血衄血、乳汁不通、胎产难下等症。

甘草味甘，性平。入心、肺、脾、胃经。本品生者（生甘草、粉甘草）入药，能泻火解毒、润肺祛痰止咳，用于治疗痈疽疮疡、咽喉肿痛，以及药物、食物中毒，咳嗽气喘等症；炙后入药，能益气补中、缓急止痛、缓和药性，用于治疗心气不足、心悸怔忡、脉结代、脾胃虚弱、气血不足、倦怠无力以及腹中挛急疼痛等症。

【伍用功用】

滑石质体滑腻，故可利窍。上能清水源，下可通水道，荡涤六腑之邪热，从小便而出。甘草泻火解毒，缓和药性。以甘草之甘缓，制滑石之寒滑；又以滑石之寒滑，制甘草之甘滞。二药伍用，名曰六一散，亦名天水散，顾名思义，则治暑热、心烦口渴、小便不利诸症可知。本方除清暑热之外，又长于渗湿利水、通利膀胱，使湿热之邪从下渗泄，故又能利水通淋，善治一切砂石诸淋。

【主　　治】

1. 夏日中暑，表里俱热，烦躁口渴，小便不利，或呕吐腹泻等症。

2. 淋浊（急慢性肾炎、肾盂肾炎、膀胱炎、尿道炎，表现为小便不利者）。

3. 石淋（尿路结石）。

【常　用　量】

滑石 10~18 克；甘草 3~6 克。

【经　　验】

滑石、甘草伍用，出自刘完素《伤寒标本心法类萃》。滑石 180 克、甘草 30 克，研为细末，每服 10 克，水调服。治暑邪表里俱热、烦躁口渴、小便不通、砂淋石淋、吐泻疟痢，又能下乳滑胎、解酒食毒。

柯琴曰："滑石禀土中冲和之气，行西方清肃之令，秉秋金坚重之形，寒能胜热，甘不伤脾，含天乙之精而具流走之性，异于石膏之凝滞，能上清水源，下通水道，荡涤六腑之邪热从小便而泄。炙甘草禀草中冲和之性，调和内外，止渴生津，用以为佐，保元气而泻虚火，则五脏自安和矣。"

《本草求真》云："然其开窍利湿，不独尽由小便而下，盖能上开腠理而发表（腠理为肺所主），是除上中之湿热，下利便溺而行，是除中下之湿热，热去则三焦宁而表里安，湿去则阑门通而阴阳利矣。河间益元散（六一散或加辰砂），用此通治上下表里诸病，其意在此。"

施今墨对药临床经验集

施老经验，六一散应用范围较广，除治疗上述中暑吐泻等症之外，尝治尿路感染、尿路结石诸症均获良效。尤其对尿路结石治愈以后，持久服用，有预防结石复发之功。

三、车前子　六一散

【单味功用】

车前子味甘，性微寒。入肺、膀胱、肾、小肠、肝经。本品甘寒滑利，性专降泄，既能利水通淋、渗湿止泻、清泄湿热，用于治疗热结膀胱引起的小便不利、淋沥涩痛，以及湿盛泄泻、暑热泻痢诸症；又能清热明目、降低血压，用于治疗肝经风热所致的目赤肿痛、头昏头痛，以及湿热为患、血压增高等症；还能清肃肝肺、化痰止咳，用于治疗肺热咳嗽等症。

六一散又叫益元散、天水散、太白散。《明论方》方：滑石 180 克、甘草 30 克。研末冲服，每服 10 克。功能清暑利湿，用于治疗暑湿身热、心烦口渴、小便不利以及三焦湿热、小便淋痛。若加入辰砂，又名辰砂六一散、辰砂益元散。滑石 180 克、甘草 30 克、朱砂 10 克。上药研为细末，冲服，每服 6 克。用于治疗暑热烦渴，惊悸多汗，小便不利。六一散的含义，汪昂解释说："其数六一者，取天一生水地六成之义也。"故又名天水散。

【伍用功用】

车前子清热利尿，渗湿止泻，清肝明目，化痰止咳；六一散清热利湿，利水消肿。二药伍用，相互促进，清暑退烧，镇静安神，利小水、实大便，通淋止痛益彰。

【主　治】

1. 夏日中暑，发热汗出，烦躁口渴，小便黄少、不利，或呕吐，腹泻等症。

2. 淋浊（急性肾炎、慢性肾炎、肾盂肾炎、膀胱炎、尿道炎、前列腺肥大，表现为小便不利者）诸症。

3. 石淋（尿路结石）。

【常用量】

车前子6~10克；六一散6~10克。同布包煎。

四、六一散　荷叶

【单味功用】

六一散（见第41页）。

荷叶味苦、涩，性平。入肝、脾、心、胃经。本品气味清芳，它既能解暑清热、升发清阳，用于治疗感受暑热、头胀头痛、胸闷不舒、口干口渴、小便不利，以及夏季暑热泄泻等症；又能散瘀止血，用于治疗吐血、衄血、尿血、便血、崩漏、产后恶露不尽等症。

【伍用功用】

六一散清热祛暑，利尿渗湿，镇静除烦；荷叶解暑清热，升发清阳，散瘀止血。诸药参合，其功益彰，清热祛暑，渗湿利尿，升清止泻，升阳止血之力增强。

【主　治】

1. 夏季受暑，头昏头胀，胸闷不舒，食欲不振，全身无力，小便黄少等症。

2. 尿血诸症。

【常用量】

六一散 6~10 克，布包煎服；荷叶一角（全叶的 1/4 张），干荷叶 3~10 克。

【经　验】

施老临证处方，习惯以鲜荷叶包益元散，水煎服。适用于夏月时感之证，屡见显效。查其用意，黄宫绣说："荷叶……生水土之下，污秽之中，挺然独立，实有长养生发之气。故昔人谓其色青，主属木，其形仰，主上行，其中空，主上发，其象震，主入胆，为东方胆木必用之药，故洁古枳术丸方，用荷叶烧饭为丸，取其以为升发脾胃之气。"故鲜荷叶功擅升阳散瘀，且以升为主。益元散清热祛暑，利尿渗湿，镇静除烦，降上中下之浊热，且以降为要。二者参合，一升一降，相互促进，升降调和，清热祛暑，渗湿利尿，升清止泻，升阳止血的力量增强。

五、六一散　灯心草

【单味功用】

六一散（见第 41 页）。

灯心草又名灯心、灯草。其味甘、淡，性微寒。入心、小肠经。本品能清热利尿、止血通淋，用于治疗心火过旺、心烦不寐、小便灼热涩痛，以及小儿心热烦躁、夜啼、黄疸、水肿、小便不利等症。

【伍用功用】

灯心草泻心火以消水，能使上部郁热下行，从小便而出；六一散开窍利湿，降上中下之湿热。二者协同为用，降下之力益彰，清热泻火、祛暑除烦、渗湿利尿之力增强。

【主　　治】

1. 夏日受暑，身热，面赤唇红，口干口渴，心烦不安，小便短少等症。

2. 淋证。

【常　用　量】

六一散 10~12 克，布包煎服；灯心草 1.5~3 克。

【经　　验】

灯心草、六一散参合，系施老所习用。除用于治疗夏日中暑、五淋诸症外，亦常用于治疗尿路结石诸症。它不仅有通淋利尿作用；尚有泻火澄源，防止结石再生之效。二者合用之理，《本草求真》说："灯草……味淡而寒，形小气微。"故清心火、利小水之力较为单薄，若与六一散清热降下、渗湿利尿之力相合，其功益彰。

六、车前子　车前草

【单味功用】

车前子（见第 41 页）。

车前草为车前草科植物车前的全草。其味甘，性寒。入肝、肺、肾、小肠经。

本品既能清热祛暑、利尿通淋、渗湿止泻，用于治疗暑热吐泻、湿热下痢、水肿、小便不利、小便黄少，或小便混浊不清，或小便赤涩热痛（类似急慢性肾炎、尿路感染等）；又能清热解毒、凉血止血，用于治疗湿热黄疸、带下、衄血、尿血，以及皮肤疮毒；还能祛痰止咳、明目降压，用于治疗咳嗽、目赤肿痛、高血压病等。

【伍用功用】

车前子偏于行有形之水液，车前草长于利无形之湿热，兼能凉血止血，可治血尿诸症。二药伍用，清热利湿，通淋利尿之力增强。

【主　治】

1. 暑热泻痢。

2. 小便短少，小便不利，甚则癃闭，小便带血，甚或尿血，以及浮肿者（急性肾炎、慢性肾炎、肾盂肾炎、膀胱炎均可使用）。

3. 石淋（尿路结石）。

【常用量】

车前子 6~10 克，布包煎服；车前草 10~30 克。

【经　验】

车前子、车前草伍用，系施老习惯使用，诸凡泌尿系统疾患均有良效。

第三章 疏表透疹、解毒止痒类

一、葛根　升麻

【单味功用】

葛根味甘、辛，性平。入胃、脾经。本品轻扬升发，既能发表散邪、解肌退烧，以治感冒、发热、恶寒、头痛、无汗、项背强痛之症；又能疏通足太阳膀胱经的经气，改善脑血循环及外周血液循环，而治高血压之头痛、头晕、项强、耳鸣、肢体麻木，以及胸闷不舒、心前区发作性疼痛等，如冠心病、心绞痛诸症；还能疏表透疹，以升发清阳之气，引内陷之邪外出，故可透疹，而治麻疹透发不畅等症；还可升发清阳，鼓舞脾胃阳气上升，而升清止泻、生津止渴，用于治疗脾虚泄泻、湿热泻痢、热性病之口渴，以及上消证（类似糖尿病）之口干、口渴等症。

现代中药研究认为，葛根内含黄酮苷（为葛根素、葛根黄苷、大豆黄酮苷、大豆黄酮等）以及多量淀粉等成分。通过动物实验证明，葛根能扩张心脑血管，改善脑循环、冠状循环，降低血糖，并有较强的解热作用以及缓解肌肉痉挛等作用。

升麻又叫绿升麻。其味辛、甘，性微寒。入肺、脾、胃、大肠经。本品体轻升散，能疏散风热、解毒透疹，治外感风热（包括时疫毒邪）所致的头痛、咽痛、发热不甚，以及斑疹初期（初发热时）、斑疹透发不畅等症；又能升阳散郁、清热解毒、引药上行，而治阳明胃热所引起的头痛、牙龈肿痛、口舌生疮，以及皮肤瘙痒、风热疮痈诸症；还能升举脾胃清阳之气，用于治疗中气下陷所致的气短、乏力、久泻、脱肛、子宫脱垂及崩漏不止等症。

【伍用功用】

葛根升举阳气，发表透疹，清热解毒；升麻解肌退热，疏表透疹，生津止渴，止泻。葛根轻扬升散，故可解肌透疹；升麻轻浮上升，亦可透疹解毒。二药伍用，通行肌表内外，可收升阳散邪、透发疹毒之妙用。

【主　治】

1. 斑疹出现、头痛、发热者。

2. 麻疹初起，发热、疹出不畅者，或麻疹回之过早诸症。

【常用量】

葛根 6~10 克；升麻 3~6 克。

【经　验】

升麻、葛根伍用，出自钱仲阳《阎氏小儿方论》升麻葛根汤。治阳明伤寒，中风头痛身痛，发热微恶寒，无汗口渴，目痛鼻干不得卧，以及阳明发斑，欲出不出，寒暄不时，人多疫证。

升麻、葛根伍用，最擅透达疹毒，对麻疹透发不畅，喷嚏轻咳，疹毒欲达未达，其病机向外者，可用此药因势利导。若肺热气喘，疹毒内陷，消烁肺金者，是乃扬汤止沸，非其所宜。

二、浮萍　紫草

【单味功用】

浮萍浮于水面，随风荡漾而得名。因其背部为紫色，故又叫紫背浮萍。其味辛，性寒。入肺经。本品体轻气浮，升散之力较强。入肺经达皮肤，善开毛窍而发汗解表、透发疹毒，用于治疗外感风热，以致发热、无汗等症；又治麻疹隐隐不出，或疹出不透，以及风热隐疹、皮肤瘙痒等症；又能疏表通窍、利水消肿，用于治疗水肿不消、小便不利，以及风湿内侵所引起的肢体瘫痪等症状。另外，还能通毛窍、利血脉、长须生发，以治发须早脱，证属风盛血虚者。

紫草又名紫草根。其味甘，性寒。入心、肝经。本品甘咸气寒，色紫质滑，善走血分，为清热凉血、解毒透疹之上品。盖血得寒而凉，得咸而降，得滑而通（通九窍、利二便），得紫而入，血凉毒消，诸疾可除，用于治疗急性传染病（麻疹、猩红热、丹毒等）之热毒炽盛而斑疹透发不畅，或斑疹紫暗之症；又治疮痈疖肿、湿疹、皮炎、外阴炎、火伤、烫伤、冻伤等。另外，还可预防麻疹，尚能减轻症状，或减少麻疹的流行。

【伍用功用】

浮萍体轻气浮，偏走气分，善清气分邪毒，以散风、祛邪、透疹、利尿；紫草专入血分，长于清血分热毒，以清热凉血，解毒化斑。二药伍用，一气一血，气血两清，透疹解毒，祛风止痒，其功益彰。

【主　治】

1. 小儿初患麻疹，疹子欲出未出，或因血热毒盛，疹出不透，疹色不鲜，呈暗紫色者，或热毒犯肺，高烧，气粗，气喘，便闭等症。

2. 风疹（类似荨麻疹），属风热者。

3. 疮疖痈肿，兼见风热表证者。

【常用量】

浮萍 6~10 克；紫草 10~12 克。

【经　验】

治疹务在"清、透"二字，然总宜宣肺透发为主。浮萍上宣肺气，外达皮毛，若里热炽盛，疹色深红者，则当清血分里热，又为紫草之所长，二药协同，故相得益彰。

施老临证治疗痘疮时，常将紫草易为紫草茸，其用意是为增强活血起胀，升发透疹之性，令邪速退矣。

三、浮萍　牛蒡子

【单味功用】

浮萍（见第49页）。

牛蒡子又名大力子、鼠粘子。其味辛、苦，性寒。本品辛寒宣散，苦寒泄热。它既能疏散风热、清热解毒、利咽消肿，用于治疗外感风热，聚于上焦所致的咽喉肿痛、发颐、咳嗽、痰吐不利以及疮毒肿痛；又能散风热、透疹毒，治麻疹透发不畅或透而复隐、大便秘结等症。

【伍用功用】

浮萍轻浮升散，善开毛窍，入于肺经，达于皮肤，能发汗解表，利水消肿，宣肺透疹；牛蒡子既能降气下行，又能宣散风热、透发麻疹、解毒消肿。二药伍用，轻清并走上焦，共奏宣散风热、透发疹毒、祛风止痒之妙用。

【主　　治】

1. 外感风热，咽喉肿痛等症。

2. 麻疹透发不畅诸症。

3. 风热隐疹瘙痒等症。

【常用量】

浮萍 4.5~10 克；牛蒡子 6~10 克。

【经　　验】

浮萍、牛蒡子伍用，善解风热毒邪诸证。浮萍浮于水上，体轻气浮，味辛性寒，辛以行散解表，寒以降下清里。古人所谓发汗胜于麻黄，下水捷于通草，即表里双解之意。牛蒡子辛苦冷滑，既能降气下行，复能散风除热，亦是表里双解之意。故二者参合，其功益彰。

但是，牛蒡子性冷滑利，滑肠通下作用较强，非大便秘结者不可重用。亦不可多服久用，否则有损于中气。

四、蝉蜕　薄荷

【单味功用】

蝉蜕又名蝉衣、蝉退壳、知了皮。其味甘，性寒。本品为土木余气所化，其体轻浮，其气轻虚，故能疏散风热、清热透疹，用于治疗感冒风热或温病初起，症见发热、咽喉肿痛者；又治小儿麻疹风热较甚、疹出不畅者；还治风邪束表、风热痒疹、皮肤瘙痒症等。另外，蝉衣又善清肝经风热，以祛风解痉、镇静安神，用于治疗风热为患、目赤、目生翳膜，以及破伤风、小儿惊风、小儿夜啼不眠之症。

薄荷（见第 12 页）。

【伍用功用】

蝉蜕轻清升散，善走皮腠；薄荷轻清芳香，辛凉行散。二药参合，相互为用，升散之力倍增，共收散风热、利咽喉、行肌表、透斑疹、祛风止痒之效。

【主　治】

1. 风热为患，温疫发疹。

2. 麻疹初起，疹出不透者。

3. 风疹块（类似荨麻疹）、皮肤瘙痒症。

4. 小儿夜啼不眠之症。

【常用量】

蝉蜕 4.5~6 克；薄荷 6~10 克。

【经　验】

蝉衣、薄荷伍用，名曰二味消风散，出自《景岳全书》，用于治疗皮肤瘙痒症、风疹块（荨麻疹）。施老常与过敏煎（银柴胡、防风、乌梅、甘草）伍用，其效更著。笔者多年来，每遇荨麻疹时，常守施师所授之法加浮萍、紫草、丹皮、丹参施治，屡获良效，尤其对初发患者疗效更佳，常投 2~4 剂而愈。

第四章 和表里、调气血类

一、白芍　桂枝

【单味功用】

白芍（见第 27 页）。

桂枝（见第 2 页）。

【伍用功用】

白芍和营敛阴，桂枝和营解肌。二药伍用，发汗中寓有敛汗之意，和营之内有调卫之力。白芍养血敛阴而不滞邪，桂枝和营解肌而不伤阴。二药相合，一收一散，一寒一温，相互制约，而收调营卫、和气血、益阴止汗之功。桂枝色赤，入于血分，可通血脉，白芍善走阴分，能益阴护里，缓急止痛；桂枝又能振奋脾阳，白芍又善养胃阴。二者相合，一阴一阳，共奏通调血脉、缓急止痛、振奋中阳、调整脾胃功能，以治虚寒性腹痛、四肢酸楚、疼痛以及脉管炎等。

【主　　治】

1. 外感风寒表虚之证，症见发热、头痛、汗出恶风、鼻鸣干呕、口不渴、舌苔薄白、脉浮缓。

2. 自汗、盗汗，证属营卫不和，恶风怕冷、脊背发凉，或有躁汗，平素易于感冒者。

3. 胸痹、胸痛，证属心阳不振、经气不和、气血不调者。

4. 腹痛，证属气血不调，虚寒性腹痛（类似肠痉挛）。

5. 四肢酸楚、疼痛、麻木，证属气血不调者。

6. 脉管炎。

7. 妊娠恶阻，表现为畏寒、纳少、乏力、恶心呕吐、尺脉小弱者。

【常用量】

白芍 10~15 克；桂枝 6~10 克。

【经　验】

桂枝、白芍伍用，出自张仲景《伤寒论》桂枝汤。治外感风寒表虚证，症见发热头痛，汗出恶风，鼻鸣干呕，口不渴，舌苔薄白，脉浮缓。

《伤寒论》云："太阳病，头痛、发热、汗出、恶风，桂枝汤主之。"又云："病人脏无他病，时发热自汗出而不愈者，此卫气不和也，先其时发汗则愈，宜桂枝汤。"

《医宗金鉴》云："此为仲景群方之冠，乃解肌发汗，调和营卫第一方也。"

施老临证处方时，习惯以川桂枝、杭白芍同炒并书。善治营卫不和，时有躁汗，表虚寒证不解者。若治四肢麻木、酸楚、关节疼痛者，易桂枝为桂枝木，但用量宜大，15~30 克均可。若寒甚四肢发凉者，也可酌加制附片，其效更著。

二、白芍　柴胡

【单味功用】

白芍（见第 27 页）。

柴胡味苦、辛，性微寒。入心包络、肝、胆、三焦经。本品味薄气升，功擅透表泄热，为治邪入少阳半表半里所致的寒热往来、胸胁苦满、口苦咽干、头晕目眩之症的要药，也治疟疾的往来寒热以及外感发热等症；又能疏肝解郁、宣畅气血、散结调经，用于肝气郁结所引起的胸胁胀痛、头晕目眩、耳鸣耳聋，以及月经不调、乳房胀痛（包括乳腺增生所致者）等症。柴胡气升为阳，能引清气上行，故可升阳举陷，用于治疗气虚下陷所导致的气短、乏力、内脏下垂等症。

【伍用功用】

白芍养血敛阴，柔肝和血，缓急止痛，清解虚热；柴胡疏肝解郁，和解退热，升举阳气。白芍酸寒收敛，能敛津液而护营血，收阳气而泻邪热，养血以柔肝，缓急而止痛，泻肝之邪热，以补脾阴；柴胡轻清辛散，能引清阳之气从左上升，以疏调少阳之气，而理肝脾、调中宫、消痞满。二药伍用，相互依赖，相互促进，互制其短而展其长。故以白芍之酸敛，制柴胡之辛散，用柴胡之辛散，又佐芍药之酸敛，以引药直达少阳之经，而起清胆疏肝、和解表里、升阳敛阴、解郁止痛之效。

【主　　治】

1. 寒热诸证，证属肝郁气血不调者。

2. 头晕目眩，胸胁苦满，两胁胀痛、窜痛，证属肝郁气滞、表里不和者（类似急性肝炎、慢性肝炎、胆囊炎、肋间神经痛引起的胁肋疼痛、胀闷不舒等病症，均可选用）。

3. 月经不调。

【常　用　量】

白芍 10~15 克；柴胡 6~10 克。

【经　　验】

柴胡、白芍伍用，出自《太平惠民和剂局方》逍遥散。治五郁（木、火、土、金、水）及骨蒸劳热最效。盖肝为风木之脏，体阴而用阳，性喜条达，以白芍之酸敛养血柔肝，补肝之体制肝之用；以柴胡之辛散补肝之用。二药参合，刚柔相济，动静结合，体用兼顾，互制其短，而展其长，以达升阳敛阴，调和表里之妙用，故凡肝郁气滞、表里不和诸证均宜使用。

柴胡、白芍伍用，其功效重点为疏肝和血，故临床上遇少阳证之寒热者，宜配赤芍。

施老临证处方时，习惯以杭白芍、醋柴胡同炒伍用，其目的是为了增强疏肝止痛之功效也。

三、柴胡 黄芩

【单味功用】

柴胡（见第 57 页）。

黄芩味苦，性寒。入肺、胆、胃、大肠经。本品苦能燥湿，寒能清热，为清热燥湿、泻火解毒之品，用于治疗湿热蕴结所引起的泻痢腹痛、里急后重、痢下赤白以及湿热黄疸等症。黄芩体轻主浮，又善清上焦肺火，用于治疗肺热咳嗽，炒炭入药；又可泻火止血，用于治疗热毒炽盛，迫血妄行的咳血、衄血、便血等症。此外，黄芩还有清热安胎之功，可用于治疗妊娠胎动不安等症。据现代中药药理研究，认为黄芩有解热、利尿、镇静降压作用，故可治疗高血压病、动脉硬化、自主神经功能紊乱，证属肝阳亢盛，症见头痛、目眩、目赤、口苦、面红、心烦、失眠者。

【伍用功用】

柴胡疏肝解郁，和解退热，升举阳气；黄芩清热燥湿，泻火解毒，止血安胎。柴胡泻半表半里之外邪，黄芩泻半表半里之里邪。柴胡升清阳，黄芩降浊火。

二药相合,升清降浊,调和表里,和解少阳,清少阳之邪热甚妙。柴胡又长于开郁,黄芩又善于泄热。两药相伍为用,既可疏调肝胆之气机,又能清泄内蕴之湿热。

【主　治】

1. 外感病(伤寒或中风), 邪传之于少阳,并往来于表里之间,症见口苦、咽干、目眩、寒热往来、胸胁苦满、心烦喜呕、食欲不振等症。

2. 疟疾,见寒热等症者。

3. 肝郁气滞,久而化火,见少阳证者。

【常用量】

柴胡5~10克;黄芩6~10克。

【经　验】

柴胡、黄芩伍用,出自张仲景《伤寒论》小柴胡汤。功能和解少阳。治伤寒中风,少阳病口苦咽干, 目眩耳聋, 往来寒热, 胸胁苦满, 默默不欲饮食, 心烦喜呕或胸中烦而不呕, 或渴, 或腹中痛, 或胁下痞硬, 或心下悸, 小便不利, 或不渴,身有微热, 或咳, 或汗后余热不解, 或症发寒热, 妇人伤寒, 热入血室, 暮则谵语;并治伤寒阳微结,头汗肢寒,脉细便坚,亦半表半里也。程应旄曰:"以柴胡疏木,使半表之邪得以外宣, 黄芩清火, 使半里之邪得从内彻。"二药伍用, 通调表里, 和解少阳, 清泄肝胆之热益彰。若胃不和, 痰饮内停者, 伍以半夏豁痰饮,降里气之逆(即和胃通阴阳也), 以增强柴胡、黄芩和表里之功。

我们体会,凡是肝、胆、胃、胰之疾患,表现有少阳证者用之均有良效。

四、黄芩　半夏

【单味功用】

黄芩（见第 59 页）。

半夏味辛，性温，有毒。入脾、胃、肺经。本品体滑性燥，能走能散，能燥能润，它既能燥湿化痰，用于治疗湿痰咳嗽、痰白而稀者（多见于感冒咳嗽、慢性气管炎等）；又能降逆止呕、散结消痞，用于治疗胃气不和、胃气上逆所引起的恶心呕吐（多见于急性胃炎、慢性胃炎、神经性呕吐、妊娠呕吐等）；还可治疗痰湿内阻、寒热互结，以致胸脘痞满、食欲不振、嗳气频频、恶心呕吐，以及因痰阻气郁所引起的梅核气、瘿瘤痰核等症。另外，本品还能燥湿和胃而通阴阳，以治胃气不和所导致的失眠诸症。

【伍用功用】

黄芩清热燥湿，泻火解毒，止血安胎；半夏健脾燥湿，和胃止呕，消痞散结。半夏辛散降逆，黄芩苦寒清热。二药参合，一寒一温，辛开苦降，以顺其阴阳之性而调和阴阳，故清热泻火、和胃止呕、消痞散结甚妙。

【主　　治】

1. 邪居少阳，误下成痞。

2. 温邪留恋，痰热互结，脾胃升降失调所致之痞证。

3. 寒热互结，以致胸膈痞满、恶心呕吐、食欲不振诸症。

4. 热痰诸症。

5. 胃酸过多、胃脘嘈杂等症。

【常用量】

黄芩6~10克；半夏6~10克。

【经　　验】

半夏、黄芩伍用，出自《伤寒论》半夏泻心汤。功能和胃降逆，开结除痞。治疗胃气不和，症见心下痞满、干呕或呕吐、肠鸣下利。也用于急性胃肠炎见上症者。

五、知母　草果

【单味功用】

知母（见第20页）。

草果味辛，性温。入脾、胃经。本品温燥辛烈，既能温中散寒、燥湿除痰、消积除胀，用于治疗寒湿阻滞中焦，脾胃不运，以致食积（以伤肉食为主者）不消、脘闷腹胀甚则疼痛、食欲不振等症；又能除痰截疟，用于治疗疟疾，症见寒多热少、胸闷、舌苔白浊厚腻者，也可用于治疗瘴疟（指感受山岚瘴毒而引起的危重疟疾，《诸病源候论》说："此病生于岭南一带山瘴之气。"《景岳全书》云："南方岚湿不常，人受其邪而致病者，因名瘴疟。" 临床主要表现：疟发之时，神识昏迷，狂妄多言，或声音哑喑等）。

【伍用功用】

知母苦寒泻热，甘寒滋阴，功专清热泻火，滋阴润燥；草果辛散温通，功擅温中燥湿，化浊，截疟。二药伍用，一寒一热，一阴一阳，相互制约，相互促进，共奏和表里，调阴阳，除寒热，治疟疾。

【主　治】

1. 表里不和，乍寒乍热，寒热往来等症。

2. 疟疾（包括瘴疟）诸症。

【常用量】

知母 10~12 克；草果 3~6 克。

【经　验】

知母、草果伍用，出自明·李时珍《本草纲目》："草果，与知母同用，治瘴疟寒热，取其一阴一阳无偏胜之害，盖草果治太阴独胜之寒，知母治阳明独胜之火也。"《本草正义》："草果，辛温燥烈，善除寒湿而温燥中宫，故为脾胃寒湿主药。""按：岚瘴皆雾露阴湿之邪，最伤清阳之气，故辟瘴多用温燥芳香，以胜阴霾湿浊之蕴祟。草果之治瘴疟，意亦犹是。然凡是疟疾，多湿痰蒙蔽为患，故寒热往来，纠缠不已，治宜开泄为先。草果善涤湿痰，而振脾阳，更以知母辅之，酌其分量，随时损益，治疟颇妙义，固不必专为岚瘴立法。惟石顽所谓实邪不盛者，当在所禁耳。"笔者体会，知母、草果伍用，治疗疟疾时，宜与常山、青蒿、柴胡、黄芩参合，其效才著。也可用于治疗表里不和、乍寒乍热、寒热往来等症。

第五章　止汗类

一、黄芪　防风

【单味功用】

黄芪又名黄耆。其味甘,性微温。入脾、肺经。本品质轻皮黄肉白,质轻升浮,入表实卫,色黄入脾,色白入肺,为升阳补气之圣药。生品入药,具有升发之性,既能升阳举陷,用于治疗中气不足、中气下陷、脱肛、子宫脱垂以及其他内脏下垂诸症;又能温分肉、实腠理、补肺气、泻阴火,用于治疗体弱表虚,自汗盗汗,或者经常反复感冒以及消渴(类似糖尿病)诸症。炙品入药,可补中气、益元气、温三焦、壮脾阳、利水消肿、生血生肌、排脓内托,用于治疗气虚衰弱、体倦乏力、语音低微、短气食少、便溏腹泻等症;又治气虚脾弱、水不化气,以致身面浮肿、小便不利等症; 还治气血不足、阳气衰微,以致疮疡日久、内陷不起,或疮疡溃烂、脓稀、久久不愈之症,以及小儿体虚、痘疹内陷诸症。

防风(见第4页)

【伍用功用】

黄芪补气升阳,固表止汗,利水消肿;防风祛风解表,胜湿解痉,止泻止血。黄芪甘温补气固表扶正,防风辛散祛风解表驱邪。二药伍用,防风辛散温通,可载黄芪补气之功达于周身,黄芪又得防风疏散之力而不恋邪,防风又得黄芪之固表而不散。二药合参,散中寓补,补中兼疏,相辅相成,固表止汗。

【主　　治】

1. 表虚自汗、四肢酸楚等症。

2. 虚人常易感冒诸症。

【常 用 量】

黄芪 10~15 克；防风 6~10 克。

【经　　验】

黄芪、防风伍用，选自《王旭高医书六种》玉屏风散。治气虚表弱，自汗不止者；风邪久留而不散者亦宜。李东垣曰："黄芪得防风而功益大，乃相畏而相使也。"王晋三《古方选注》曰："黄芪性钝，防风性利。钝者受利者之制耳。惟其受制，乃随防风周卫于身，而固护表气耳。"防风、黄芪各等分，《医宗金鉴》谓之防风黄芪汤。治中风不能言，脉迟而弱者。柯琴曰："夫风者，百病之长也。邪风之至，急如风雨，善治者治皮毛，故以防风以驱表邪。邪之所凑，其气必虚，故用黄芪以鼓舞正气。黄芪得防风，其功愈大者，一攻一补，相须相得之义也。"

黄芪合防风能固卫疏表，所谓黄芪得防风则固表而不留邪，防风得黄芪则祛邪而不伤正。二药合用，功在防御外邪之入侵。古人谓："邪之所凑，其气必虚，故治风者，不患无以驱之，而患无以御之，去者自去，来者自来，邪气留连，终无期矣。"近人谓，黄芪含有"干扰素"，能增强人体抵抗力，防御外邪感染，此正前人所述的黄芪合防风之功效。

曾用玉屏风散治一妇人恶风，夏日常以巾裹首，身着夹衣，冬日重絮不敢见风，药十数剂而愈。也常用来治疗经常感冒的患者以及患风疹块（荨麻疹）非发作时投之，用以扶正，减少发作，减轻症状，巩固疗效。

二、山茱萸　牡蛎

【单味功用】

山茱萸又叫山萸肉。其味甘、酸，性温。入肝、肾经。本品温而不燥，既能补肝肾之阴，又能温补肾阳，是一味平补阴阳的要药。用于治疗肝肾不足所引起的头昏目眩、耳鸣不聪、腰膝酸软、小便频数、阳痿等症；又能收敛固脱、涩精止遗、止汗止血，用于治疗阳气虚衰所引起的遗精、遗尿、虚汗不止以及月经过多、崩漏等症。

牡蛎味咸、涩，性微寒。入肝、肾经。本品为贝壳之属，质体重坠，既能平肝潜阳，用于治疗阴虚阳亢所引起的烦躁不安、心神不宁、心悸怔忡、失眠、头晕目眩、耳鸣等症；又能软坚散结，用于治疗痰火郁结所致的瘰疬、痰核、瘿瘤等症，以及气血不足所致的肝脾肿大等症。本品煅后入药，功擅收敛固脱、涩精止带、制酸止痛，用于治疗自汗、盗汗、遗精、白带、胃酸过多、胃溃疡诸症。

【伍用功用】

山茱萸补益肝肾，敛汗固脱，固精缩尿；牡蛎重镇安神，平肝潜阳，收敛固涩，软坚散结，制酸止痛。山茱萸酸涩收敛，微温而不热，以涩精气，止脱汗为主；牡蛎味咸能软坚，气寒能除热，质重能潜阳，性涩能收敛。二药伍用，相互促进，敛阴止汗，救亡固脱的力量增强。

【主　　治】

1. 自汗、盗汗诸症。

2. 男子遗精、滑精，女子带下诸症。

【经　　验】

山茱萸、牡蛎伍用，出自张锡纯《医学衷中参西录》来复汤。功在敛阴止汗，救亡固脱。"治寒温外感诸证，久病羸后不能自复，寒热往来，虚汗淋漓；或但热不寒，汗出而热解，须臾又热又汗，目睛上窜，势危欲脱；或喘逆，或怔忡，或气虚不足以息，诸症若见一端，即宜急服。"观其全方，以萸肉为主，盖萸肉既能敛汗，又善补肝，肝虚之极，元气将脱者，服之最效，若伍牡蛎，其效更著。

黄芪、山茱萸均可固脱，但适应范围有异，黄芪固脱是从气分入手，山茱萸固脱是从阴分入手，相互为用，固脱力增强，其效更著。

三、麻黄根　浮小麦

【单味功用】

麻黄根味甘，性平。入心、肺经。本品功专止汗，因其性善行周身肌表，引药至卫分而固腠理是也。无论阳虚自汗，还是阴虚盗汗，均宜配伍使用。

浮小麦味甘，性凉。入心经。本品药性和平，甘能益气，凉可除热，入心经，益气除热而止汗。盖汗为心之液，养心退热，津液不为火扰，故自汗、盗汗可止。又治骨蒸虚热和一切虚汗等症。

【伍用功用】

麻黄根甘平止汗，浮小麦甘凉止汗。麻黄根入肺经，"肺合皮毛"，故可实表止汗。浮小麦入心经，"汗为心液"，故能益气清热，凉心止汗。又因浮小麦体质轻虚，其性升浮，能达皮腠而散其热，故又可止盗汗。二药伍用，相互促进，益气养心、清热凉气、固表止汗益彰。

【主　治】

1. 体虚多汗、自汗诸症。

2. 阴虚有热、盗汗等症。

【常用量】

麻黄根 6~10 克；浮小麦 10~30 克。

四、黄芪　牡蛎

【单味功用】

黄芪（见第 66 页）。

牡蛎（见第 68 页）。

【伍用功用】

黄芪补气升阳，固表止汗，利水消肿；牡蛎重镇安神，平肝潜阳，收敛固涩，制酸止痛。黄芪甘温补中，升阳补气，实腠理止汗出；牡蛎质体重坠，味咸而涩，长于益阴潜阳，收涩止汗。二药伍用，益气敛阴，固表止汗的力量增强。

【主　治】

1. 气阴不足，自汗、盗汗等症。

2. 阳虚自汗诸症。

【常用量】

黄芪 10~15 克；牡蛎 10~25 克，打碎先煎。

【经　　验】

黄芪、牡蛎伍用，系敛阴固卫以止汗。盖卫气虚，不能外固，营阴虚不能内守，故宜黄芪、牡蛎伍用治之甚效。

五、黄芪　浮小麦

【单味功用】

黄芪（见第 66 页）。

浮小麦（见第 69 页）。

【伍用功用】

黄芪补气升阳，固表止汗，利水消肿；浮小麦止汗。黄芪甘温补中，升阳补气，实腠理固表止汗；浮小麦甘凉益气，清热除烦，养心退热，止汗。二药伍用，相得益彰，益气清热，固表实腠理而止汗。

【主　　治】

表虚自汗诸症。

【常　用　量】

黄芪 10~15 克；浮小麦 10~30 克。

【经　　验】

黄芪、浮小麦与黄芪、牡蛎伍用均可止汗，但各有其机理。黄芪与浮小麦伍用，系养心固卫以止汗。汗为心液，汗出过多，每易影响心气，宜黄芪、浮小麦补气强心止汗；黄芪与牡蛎伍用，系敛阴固卫止汗。盖卫气虚不能外固，营阴虚不能内守，宜用黄芪、牡蛎。

若浮小麦暂缺之时，施老经验，可以小麦麸或糠皮代之，疗效亦佳。

六、五味子　五倍子

【单味功用】

五味子的皮肉甘酸，核中辛苦而带有咸味，以其五味俱备而得名。其实以酸味为最，苦次之，咸更次之。酸能收敛，苦能清热，咸能滋肾，其性温，但温而不热不燥。本品既能益气生津、补肾养心；又能敛肺气归肾，而收止咳平喘之功，用于治疗气虚伤津所引起的体倦乏力、表虚多汗、口干口渴等症；又治心阴不足、心失所养的心悸怔忡、失眠健忘、气短等症；还治久嗽虚喘诸症。另外，本品还能收敛固涩，用于治疗体虚自汗、盗汗、遗精、尿频、遗尿以及久泄不止等滑脱不固之证。

五倍子味酸、涩，性寒。入肺、大肠、肾经。本品药性收敛，既能敛肺止嗽、降火化痰，用于治疗肺虚咳嗽、久久不愈，或肺热咳嗽、痰中带血，甚则咳血等症；又能收敛止汗、涩肠止泻、收敛止血、涩精固脱，用于治疗体虚自汗、盗汗、久泻不止、脱肛、便血、遗精、带下、子宫脱垂等。

【伍用功用】

五味子敛肺滋肾，敛汗止汗，生津止渴，涩精止泻；五倍子敛肺降火，敛汗止汗，涩肠止泻。二药参合，益肾固精、敛汗止汗、涩肠止泻益彰。

【主　治】

1. 自汗、盗汗诸症。

2. 肺虚久咳，久喘诸症。

3. 久泻、久痢诸症。

4. 男子遗精、滑精，女子赤白带下、崩漏诸症。

5. 脱肛、子宫脱垂，以及各种内脏弛缓、下垂，均可使用。

【常用量】

五味子6~10克；五倍子3~6克。

【经　验】

五味子、五倍子伍用，收敛固涩之力较强，故凡固摄无能，有滑脱现象者，均可随症配伍使用。如阳虚自汗，与黄芪、附片伍用；久泻、久痢，与赤石脂、禹余粮伍用；脱肛、子宫脱垂以及各种内脏弛缓、下垂者，与升麻、柴胡伍用；若气虚甚者，与党参、黄芪伍用。为加强疗效，亦可酌加枳壳。

七、黄芪　附子

【单味功用】

黄芪（见第66页）。

附子又叫附片。味辛、甘，性大热。本品纯阳有毒，其性走而不守，上能助心阳以通脉，下可补肾阳以益火，是一味温补命门之火，温里回阳救逆的要药。既能治疗阳气衰微、阴寒内盛，或因大汗、大吐、大泻而引起的四肢厥逆、冷汗自出、脉微欲绝等亡阳证，又能治疗大汗淋漓、手足厥冷、气促喘急等阳气暴脱之证，还能益命火而暖脾胃，助阳化气以利水消肿，用于治疗肾阳不足、命门火衰致畏寒肢冷、阳痿、尿频等症，又治阴寒内盛、脾阳不振致脘腹冷痛、大便溏泻等症，以及脾肾阳虚、水湿内停，所引起的小便不利、肢体浮肿之症。此外，本品还可通行十二经脉、祛寒除湿、温经止痛，用于治疗风寒湿痹、寒湿偏盛、周身骨节疼痛等症。

【伍用功用】

黄芪补气升阳，固表止汗，利水消肿；附子回阳救逆，温肾助阳，祛寒止痛。黄芪具有生发之性，善于益气固表、止汗固脱，伍以附子，相使为用，温阳益气，回阳救逆，固表止汗益彰。

【主　　治】

阳虚自汗，畏寒，四肢不温，舌淡苔白，脉细弱等症。

【常　用　量】

黄芪 10~30 克；附子 6~10 克。

【经　　验】

黄芪、附子伍用，治"休克"患者，脉微欲绝，四肢逆冷，大汗如洗，附子以"熟附片"为佳，久煎 1 小时左右。用量超过 15 克者，须防其出现结代脉（室性期前）；黄芪须用大量，一次 60~90 克浓煎，止汗固脱之效甚佳。

第六章

清热解毒、消肿止痛类

一、黄芩　黄连

【单味功用】

黄芩（见第 59 页）。

黄连味苦，性寒。入心、肝、胃、大肠经。本品大苦大寒，为泻心火、除湿热之佳品。它既能清热泻火（以清泻心、胃之火为主）、清心安眠、凉血止血、解毒止痢，用于治疗热性病之高热、烦躁、神昏谵语等症；又治阴血不足、心烦不眠之症，还治心火内炽、迫血妄行，以致衄血、吐血诸症以及肠澼下痢（肠炎、痢疾）诸症；又能泻火解毒、清胃止呕、解渴除烦、消痞除满，用于治疗目赤肿痛、口舌生疮、痈疽疔疮、胃热呕吐、心下痞满、胃火炽盛、消谷善饥、口干口渴等症。

【伍用功用】

黄芩清热燥湿，泻火解毒，止血，安胎；黄连清热燥湿，泻火解毒，止痢。黄芩苦寒，善于清肺、大肠火热；黄连苦寒，善泻心火，除湿散郁。二药参合，清热燥湿、泻火解毒效果益彰。

【主　　治】

1. 上、中焦热盛所致的目赤肿痛、齿龈肿胀、牙齿疼痛、口舌生疮等症。

2. 热性病高烧、烦躁不安等症。

3. 痈肿疔疮。

4. 湿热下痢诸症。

【常 用 量】

黄芩 6~10 克；黄连 3~6 克。

【经　　验】

黄芩、黄连伍用，出自《伤寒论》。仲景用芩连善治湿热中阻，胸膈痞闷。观其半夏、干姜、甘草三泻心及葛根汤是也。

我们体会，湿热在里，黄连善清湿生之热，黄芩善解热生之湿，二药参合，相得益彰。

黄芩、黄连伍用，《医宗金鉴》名曰二黄汤，治上焦火旺，头面大肿，目赤肿痛，心胸、咽喉、口、耳、鼻热盛，及生疮毒者。

施老认为，黄芩清肺火，黄连泻心火，二者取其酒炒，并走于上，清热解毒之力倍增，善除上焦实火诸证。

二、紫花地丁　蒲公英

【单味功用】

紫花地丁味辛、苦，性寒。入心、肝经。它能清热解毒、消散痈肿，治火毒疔疮、丹毒、乳痈、肠痈、目赤肿痛等一切化脓性炎症，又治黄疸、蜂窝组织炎、尿路感染。

蒲公英又名黄花地丁。其味甘、苦，性寒。入肝、胃经。本品能清热解毒、散结消痈，治疗疮肿毒、乳痈、尿路感染、结核等症；还能利胆祛湿，可用于治疗湿热黄疸诸症以及慢性胃炎等。

【伍用功用】

紫花地丁清热解毒，消散痈肿；蒲公英清热解毒，散结消肿。二药伍用，相互促进，清热解毒，消炎止痛，散结消肿的力量增强。

【主　治】

1. 疔疮肿毒、丹毒、乳痈等红肿焮痛之症。

2. 肠痈（类似急性阑尾炎）诸症。

3. 尿路感染，小便淋沥不畅，疼痛诸症。

4. 一切化脓性炎症、非化脓性炎症均可使用。

【常　用　量】

紫花地丁 10~30 克；蒲公英 10~30 克。

【经　验】

紫花地丁、蒲公英伍用，善治一切化脓性炎症，但用量宜大，30~60 克均可。若治尿路感染，宜与益元散、车前草、旱莲草伍用，其效更著。

笔者尝治一罹患腮腺炎男性患儿，主取紫花地丁、蒲公英各 30 克，伍以金银花 10 克、连翘 10 克、大青叶 10 克、板蓝根 10 克、柴胡 6 克、升麻 3 克。水煎，分为 4 次服下。药服 2 剂，烧退、痛止、肿消一半有余，遵效不更方之旨，原方又进 2 剂，病即告愈。

三、牛蒡子　连翘

【单味功用】

牛蒡子（见第 51 页）。

连翘（见第 10 页）。

【伍用功用】

牛蒡子疏散风热,清热解毒,清咽消肿; 连翘清热解毒,消痈散结。二药伍用,并走于上, 清热解毒、消炎止痛、祛风止痒、宣透疹毒之力增强。

【主　治】

1. 热聚上焦,以致口舌生疮、牙龈肿痛、咽喉肿痛等症。

2. 痈肿疮疡诸症。

3. 风热痒疹、斑疹等症

【常　用　量】

牛蒡子 6~10 克; 连翘 6~15 克。

【经　验】

施老临证处方时,习惯将牛蒡子与青连翘伍用,治疗急性喉炎引起的咽喉肿痛诸症,每每获效,若伍以马勃、青黛,其效更著。根据临床体会,上述诸症,表现为热盛,大便干者,宜重用牛蒡子,可用至 15 克。

四、马勃 青黛

【单味功用】

马勃味辛,性平。入肺经。本品质轻,善宣肺气、清热解毒、解散郁热而利咽喉,治咽喉肿痛、咳嗽失音等症;外用又能止血,用于治疗鼻衄、外伤出血。

青黛为灰蓝色或深蓝色的极细粉末,质轻,易飞扬,善走上焦,味苦,性大寒。入肝、肺、胃经。它能清热凉血、解毒利咽,治温病发热、发斑发疹、咯血、吐血、咽喉肿痛、小儿惊痫、痄腮(腮腺炎)以及疮肿、丹毒、虫蛇咬伤。

【伍用功用】

马勃清热解毒,宣肺气,利咽喉; 青黛清热解毒,凉血止血。马勃辛平,宣散之力颇著; 青黛苦寒,清热之功力胜。二药伍用,并走上焦,清热解毒、消肿止痛、清利咽喉的力量增强。

【主　治】

1. 热邪火毒聚于上焦,以致咽喉肿痛等症。
2. 急性咽喉炎、慢性咽喉炎、扁桃体炎均可使用。

【常　用　量】

马勃 1.5~4.5 克;青黛 6~10 克。同布包煎。

【经　验】

施老临证处方时,习惯以马勃、青黛伍用,原为治疗咽喉肿痛而设,若伍以锦灯笼、金果榄、桔梗、生甘草,其效更著。

五、马勃　黛蛤散

【单味功用】

马勃（见第 80 页）。

黛蛤散为中成药。本方为宋代民间验方，原见《医说》卷四，并无方名。清·祝补斋《卫生鸿宝》曾命名青蛤丸，后改为黛蛤散。方由煅蛤壳 180 克、青黛 18 克组成。共研细末，每服 10~15 克。布包，水煎服。方中蛤粉滋养肺阴、软坚散结、化痰止咳、止血；青黛解肝郁、泻肝火、清热解毒、凉血止血。二药参合，功专清泄肝肺郁热、化痰止咳、凉血止血，用于治疗肝火犯肺所引起的头晕耳鸣、咳嗽不已、痰中带血、咽喉不利、胸胁作痛等症。另外，也可用于治疗支气管扩张所引起的咳嗽吐痰、痰吐不尽、咳血、咯血等症。

【伍用功用】

马勃清热解毒，宣肺气，利咽喉；黛蛤散清热化痰，散结。上药伍用，泻火解毒，清热消炎，凉血止血，消肿止痛，化痰散结，清利咽喉之力增强。

【主　　治】

1. 热聚上焦，咽喉肿痛，淋巴腺肿痛等症。

2. 肝火犯肺，咳嗽不已，热伤肺络，痰中带血，甚则咯血、衄血等症。

【常　用　量】

马勃 4.5~6 克；黛蛤散 6~10 克。同布包煎。

六、板蓝根 山豆根

【单味功用】

板蓝根味苦，性寒。入心、肺经。本品既能清热解毒、清热凉血；又能利咽消肿，用于治疗急性热性病,如时行感冒(流行性感冒)、痄腮(流行性腮腺炎)、大头瘟毒、热毒斑疹、丹毒以及痈肿疮毒等火毒热证；又治血热妄行致吐血、衄血诸症；还治暴发火眼、目赤肿痛以及咽喉肿痛等症。另外,还可治疗急慢性肝炎、流行性脑脊髓膜炎、流行性乙型脑炎等。

山豆根味苦，性寒。入肺经。本品大苦大寒,功专清热解毒、消肿止痛、清利咽喉,为治咽喉肿痛的要药。用于治疗热毒蕴结,以致咽喉肿痛、牙龈肿痛、口舌生疮以及肺热咳嗽诸症。另外,还可治疗钩端螺旋体病及早期肺癌、喉癌、膀胱癌、子宫颈癌等,也可用于皮肤溃疡、瘢痕疙瘩之病。

【伍用功用】

板蓝根清热凉血,解毒利咽;山豆根清热解毒,消肿止痛,利咽喉。二药伍用,相互促进,清热解毒、清利咽喉的力量增强。

【主　治】

1. 咽喉肿痛。

2. 牙龈肿痛。

3. 口舌生疮等症。

【常用量】

板蓝根 10~30 克；山豆根 6~12 克。

【经　验】

文献报道，山豆根对恶性肿瘤有抑制作用，故可试用治疗咽喉恶性肿瘤。

七、板蓝根　玄参

【单味功用】

板蓝根（见第82页）。

玄参又叫元参。其味甘、苦、咸，性寒。入肺、胃、肾经。本品质润多液，色黑入肾，为泻无根浮游之火的圣药。它既能养阴凉血，又可清热泻火、除烦止渴，故热毒实火或阴虚内热，均可使用。用于治疗温热病热入营分，伤阴劫液所引起的口干口渴、烦热不安、夜寐不良、神昏等症，也可治疗消渴（类似糖尿病）之口干口渴等症；又能养阴润燥、清利咽喉、消肿止痛，用于治疗阴虚肺燥、咳嗽痰少、咯血、潮热等症；又治阴虚火旺、虚火上炎所引起的头昏头痛、目赤疼痛、赤脉贯睛、口干舌红、咽喉肿痛。另外，还能解毒散结，用于治疗阴虚火旺、痰火郁结所引起的瘰疬、痰核、瘿瘤诸症。

玄参治糖尿病的机理，据现代医药研究所知，本品内含植物甾醇、生物碱脂肪酸、微量挥发油及维生素 A 类物质等成分。它的水浸出液，流浸膏皮下注射能降低动物血糖，故可治疗糖尿病。

【伍用功用】

板蓝根味苦性寒，功专清热解毒、清热凉血、利咽消肿；玄参甘苦而寒，质润多液，功擅泻火滋阴、清热凉血、养阴润燥、除烦止渴。二药均为苦寒之品，故协同为用，以增强清热解毒、滋阴降火、清利咽喉、消肿止痛之功。

【主　　治】

阴虚火旺，虚火上炎，所引起的咽喉肿痛、口干舌红、脉细数等症。

【常 用 量】

板蓝根 10~15 克；玄参 10~15 克。

【经　　验】

板蓝根、山豆根与板蓝根、元参，同为治疗咽喉肿痛之要药，前者为治急性咽喉肿痛，后者为治慢性咽喉肿痛。前者为热毒上攻，后者为阴虚火旺、虚火上炎，二者不可不辨。

八、石膏　细辛

【单味功用】

石膏（见第 20 页）。

细辛味辛，性温。入肺、肾经。本品味辛而厚，气温而烈，上行入肺，以发散在表之风寒；下行走肾，以散肾经之风寒，故为宣通内外，发散风寒的要药。用于治疗素体阳虚，外感风寒，以致恶寒、发热、脉反沉者。细辛不仅有发散风寒之功，同时又有较强的止痛作用，可用于治多种原因引起的头痛、牙痛、骨节疼痛等。另外，它还能温肺化饮、镇咳祛痰，用于治疗肺寒咳喘、痰白清稀或风寒咳嗽、痰液稀薄等症。

【伍用功用】

石膏清热泻火，解肌除烦；细辛发散风寒，祛风止痛，温肺化饮，祛痰镇咳。

细辛气味香窜，升散之力颇强，有较好的通络止痛之功；生石膏气味寒凉，善清热泻火。二药伍用，以细辛之升散，引生石膏之寒凉，达于上焦，共奏清热泻火、通络止痛之功，而无燥烈遏邪之弊。此亦热药入寒剂，盖取其反佐之义也。

【主　　治】

1.内蕴郁热，随经上窜，以致牙痛、牙龈肿痛、口舌生疮等症。

2.感受风热，上窜清窍，以致头痛诸症。

【常　用　量】

石膏 15~30 克，打碎先煎；细辛 1~3 克。

【经　　验】

施老临证处方时，习惯以生石膏、细辛并书伍用。善治胃火炽盛，以致牙痛、口舌生疮诸症。也可与生地、牛膝合用，其效更著。

九、细辛　干地黄

【单味功用】

细辛（见第 84 页）。

干地黄（见第 21 页）。

【伍用功用】

细辛发散风寒，祛风止痛，温肺化饮；干地黄清热凉血，养阴生津，补肾养心。细辛气味香窜，升散之力颇强，有较好的通络止痛之功；　干地黄性味甘寒，善于滋阴清热、凉血止血。二药伍用，以细辛之升散，引干地黄之甘寒，直达上焦，共奏清热止痛之效，而无燥烈升散之弊。

【主　　治】

风火头痛、牙痛等症。

【常　用　量】

细辛 1~3 克；干地黄 6~10 克。

【经　　验】

干地黄又名干生地、大生地。施老临证处方时习用大生地。生石膏、细辛与大生地、细辛伍用，均可治疗头痛、牙痛、口舌生疮诸症。然前者是胃火炽盛之致，后者是属阴亏津少，虚火上炎之故，临床不可不辨。

第七章

通窍亮音、疗耳鸣类

一、蝉蜕　凤凰衣

【单味功用】

蝉蜕（见第 52 页）。

凤凰衣又叫鸡蛋膜衣。为雉科动物家鸡的蛋壳内膜。本品味甘，性平。入肺经。它能养阴润肺止咳，治久咳、咽痛、失音、瘰疬结核、溃疡不敛。此外，凤凰衣研末外用，以治口疮、口疳、喉痛、目翳。

【伍用功用】

蝉蜕质体轻清，甘寒清热，宣肺利窍，升散增音。凤凰衣甘平无毒，润肺止咳开音。二药参合，相互促进，润肺止咳、宣肺开窍、亮音甚妙。

【主　　治】

音嘶、音哑（慢性咽喉炎、喉头结节等病均可选用）。

【常　用　量】

蝉蜕 3~6 克；凤凰衣 6~10 克。

二、诃子 橘皮

【单味功用】

诃子味苦、酸、涩，性平。入肺、大肠经。本品生用既能敛肺下气消瘀，又可苦泄降火利咽喉，治痰火郁肺、久嗽失音；又治肺虚久嗽、动则气喘等症；诃子煨用，能涩敛大肠，以制止腹泻，用于治疗久泻、久痢不止，邪气已衰而滑泄不固之症；又治脱肛、便血、带下、遗精、尿频诸症。

橘皮又叫陈皮。其味辛、苦，性温。入脾、肺经。本品辛散苦降，其性温和，燥而不烈，为脾、肺气分之药。它既能行气健脾、调中快膈，用于治疗脾胃气滞所引起的脘腹胀满、疼痛、不思饮食等症；又能健脾燥湿、导滞化痰、止咳平喘，用于治疗痰湿内停，以致胸膈满闷、咳嗽气逆、痰多而稀等症；还能健脾和胃、降逆止呕，用于治疗痰湿阻滞、胃气不降以致呃逆、呕吐诸症。

【伍用功用】

诃子酸涩收敛，敛肺利咽；橘皮辛散走窜，理气健脾，燥湿化痰。诃子以敛为主，橘皮以散为要。二药伍用，一散一敛，相互制约，相互为用，敛肺理气清音甚妙。

【主　　治】

咽喉不爽，声音嘶哑等症。

【常　用　量】

诃子 3~10 克；橘皮 6~10 克。

【经　　验】

词子、陈皮伍用，李时珍曰："词子同乌梅、五味子用则收敛；同橘皮、厚朴用则下气。盖诃子能降能收，夫金空则鸣，或致音哑，用此降敛肺气，则肺窍无壅塞，而声音清亮矣。"

三、诃子　桔梗　甘草

【单味功用】

诃子（见第 89 页）。

桔梗以其根茎结实梗直而得名。其味辛、苦，性平。入肺经。本品辛开苦泄，但辛而不燥，苦而不峻，既能开宣肺气、泻火散寒以驱外邪，通利胸膈以利咽喉，用于治疗感冒咳嗽、咽喉肿痛、声音嘶哑等症；又能宣通气血、祛痰排脓载诸药上行，用于治疗胸膈痞闷、咳嗽痰多、咳痰不爽，不论肺寒、肺热均宜使用；又治肺痈胸痛、咳吐脓血、痰黄腥臭等症。

甘草（见第 39 页）。

【伍用功用】

诃子涩肠止泻，敛肺利咽；桔梗宣肺祛痰，散郁利咽、排脓；甘草补中益气，泻火解毒，润肺祛痰，缓急止痛，缓和药性。盖诃子以收敛肺气，降火开音为主；甘草以泻火解毒为要；桔梗宣开肺气，而散外邪，又可载诃子、甘草直奔咽喉。诸药参合，宣肺清咽，开音止咳甚妙。

【主　　治】

1. 音嘶、音哑诸症。

2. 慢性喉炎、喉头结节（息肉）等喉部疾患，均可使用。

【常 用 量】

诃子 6~10 克（生、煨各半）；桔梗 6~10 克（生、炒各半）；甘草 6~10 克（生、炙各半）。

【经　　验】

诃子、桔梗、甘草伍用，出自《赤水玄珠》诃子汤，又名诃子亮音丸，治失音不能言语。

笔者体会，上药可入煎剂，若系多年陈疾，或喉部长结节、息肉者，可加大十倍量，熬膏，纳入冰糖，做成糖块，噙化，其效更佳。

此方原为治疗音嘶、音哑而设，故又名诃子亮音丸。用于治疗慢性咽炎、喉炎所引起的音嘶、音哑，均有良效。尝治喉头结节一妇女，药服一料而愈。

四、石菖蒲　蝉蜕

【单味功用】

石菖蒲又叫九节菖蒲。其味辛，性温。入心、胃经。本品气味芳香，辛温行散之力较强，故为宣气通窍之佳品。它既能芳香化湿、醒脾健胃，用于治疗湿浊阻滞中焦，以致气机不畅、胸脘闷胀、不思饮食等症；又能化浊祛痰、开窍宁神，用于治疗湿浊蒙蔽清窍所引起的神志昏乱、舌苔白腻之症；又治痰热壅滞心包所致的神志不清、抽搐等症；还可治疗和痰有关的其他病症，如癫、狂、痫证。另外，也可用于耳鸣、耳聋、健忘诸症。

蝉蜕（见第 52 页）。

【伍用功用】

蝉蜕轻清升散，散风热，利咽喉，宣肺窍以增音；石菖蒲芳香辟浊，化痰湿，醒神启闭以开窍。二药伍用，相互促进，启闭醒神开窍的力量增强。

【主　　治】

1. 头晕、耳鸣。
2. 神经性耳鸣、耳聋可用。

【常　用　量】

石菖蒲 6~12 克；蝉蜕 3~6 克。

【经　　验】

蝉衣质轻升散，菖蒲宣气通窍。二药相合，并走于上，启闭开窍甚妙，故可治疗耳聋。也可与灵磁石伍用，其效更著。

五、磁石　石菖蒲

【单味功用】

磁石又名灵磁石，是具有磁性的铁矿石。本品因磁石吸铁，如慈母之招子，故名磁石。其味辛，性寒。入肝、肾经。它的体质重坠，既能平肝潜阳、镇静安神，用于治疗阴虚阳亢所引起的神志不安、心悸怔忡、失眠以及惊痫等症；又能平冲逆、纳肾气，以治肾虚气喘等症；还能益肾养肝、聪耳明目，用于治疗肝肾阴虚所致的头晕目眩、视力模糊、耳鸣耳聋等症。

石菖蒲（见第 91 页）。

【伍用功用】

经云："肾开窍于耳"。肾气不足，耳为之不聪，故以磁石益肾平肝，潜阳安神；用石菖蒲芳香化浊，宣闭开窍。二药伍用，一开一补，启闭开窍，益肾平肝，聪耳明目益彰。

【主　　治】

1. 肾水不足，虚火上炎，以致耳鸣、耳聋等症。神经性耳聋、耳鸣亦可选用。
2. 阴虚阳亢，以致头晕头痛、心悸心烦、失眠等症。

【常　用　量】

磁石 15~30 克，打碎先煎；石菖蒲 6~10 克。

【经　　验】

蝉衣与菖蒲伍用，磁石与菖蒲伍用，均可用于治疗耳鸣、耳聋。前者治宜邪干清窍，气机闭阻；后者用于水亏火旺，上犯耳窍，气机不畅，用之宜审。

六、苍耳子　辛夷

【单味功用】

苍耳子味辛、苦，性温。有小毒。入肺、肝经。本品辛苦温润，具有较强的疏散宣通、行气活血之功，上行入脑巅，下行走足膝，向内至骨髓，向外达皮腠，故为祛风除湿之圣药。它既能散风通窍、活络止痛，用于治疗感冒风寒之头痛、头风头痛、鼻渊头痛等症；又能祛风除湿、通络止痛，用于治疗风湿痹痛、四肢拘急、疼痛等症；还能祛风止痒，用于治疗皮肤瘙痒症、疥疮以及麻风病等。

辛夷味辛，性温。入肺、胃经。本品芳香走窜，体轻气浮，专走头目。它既能宣散风热，又能宣通鼻窍，为治鼻渊之圣药。用于治疗鼻渊头痛、鼻塞不通、不闻香臭、常流浊涕等症，也可用于风寒感冒、头痛鼻塞、慢性鼻炎、过敏性鼻炎、肥厚性鼻炎、鼻窦炎、副鼻窦炎、额窦炎等。

【伍用功用】

苍耳子辛苦温润，上行脑巅，散风除湿，宣肺通窍；辛夷辛温香散，轻清上行，散风解表，宣通鼻窍。二药伍用，并走于上，散风宣肺而通鼻窍的力量增强。

【主　　治】

1. 风寒感冒，症见头痛鼻塞、鼻流清涕等。

2. 鼻渊，症见头痛鼻塞、不闻香臭、常流浊涕者。

3. 慢性鼻炎、过敏性鼻炎、肥厚性鼻炎、鼻窦炎、副鼻窦炎、额窦炎等。

【常　用　量】

苍耳子 6~10 克；辛夷 3~6 克。

【经　　验】

苍耳子、辛夷伍用，出自《证治准绳》苍耳子散。用于治疗鼻渊。苍耳子、辛夷伍用，治急性鼻炎、慢性鼻炎均有良效，除入煎剂之外，还可取浓汁滴鼻，亦可收效。

第八章

化痰止咳、下气平喘类

第一节 化痰止咳

一、浮海石　旋覆花

【单味功用】

浮海石又名浮水石、海浮石。其味咸，性寒。入肺、肾经。本品体虚轻浮，既能清肺化痰，又能软坚散结，用于治疗痰热咳嗽、顽痰凝结、咯之不易以及瘰疬结核等症，还能消石通淋，以治砂淋、石淋（泌尿系结石）、血淋、尿痛等症。

旋覆花味微苦、辛，性微温。入肺、脾、胃、大肠经。本品能下气散结、宣肺平喘、行水消痰、降气止噫，用于治疗痰涎壅肺致咳喘痰多，以及痰饮蓄结致胸膈痞闷等症，还能治疗胃气上逆、呃逆、噫气、呕吐等症。

【伍用功用】

浮海石清肺降火,润肺化痰,侧重一个化字; 旋覆花辛温开肺,突出一个宣字。二药参合, 一化一宣, 痰可去, 嗽可宁。

【主　治】

痰热咳嗽，痰吐不易，以及胸闷不舒等症。

【常用量】

浮海石 6~10 克，打碎煎服；旋覆花 6~10 克，布包煎服。

二、半夏曲　旋覆花

【单味功用】

半夏曲为半夏加面粉、姜汁等制成的曲剂。其味苦、辛，性平。本品能燥湿祛痰、和胃止呕、消食化积、散痞除满、下气宽中，治脾胃不健、运化失常，以致食欲不振、纳后不消、心下痞满、湿痰咳嗽、痰多清稀等症。

旋覆花（见第96页）。

【伍用功用】

半夏曲燥湿化痰，健脾和胃；旋覆花消痰行水，降逆止呕，宣肺平喘。半夏曲突出一个燥字，旋覆花侧重一个宣字。二药伍用，一燥一宣，相互促进，祛稀痰、止咳嗽甚妙。

【主　治】

1. 咳嗽气逆，痰湿壅滞，咳吐稀痰，而吐之不易者。

2. 痰饮为患，证属支饮，症见胸闷短气、咳逆倚息不能平卧、外形如肿，或兼见头晕目眩、面色黧黑、心下痞坚等。

【常用量】

半夏曲 6~10 克；旋覆花 4.5~6 克。同布包煎。

【经　验】

旋覆花、半夏曲伍用，可用于治疗渗出性胸膜炎诸症，若与冬瓜子、青橘叶、葶苈子、大枣伍用，其效更捷。

三、黛蛤散　浮海石

【单味功用】

黛蛤散（见第 81 页）。

浮海石（见第 96 页）。

【伍用功用】

黛蛤散清泄肝肺郁热，化痰止咳，凉血止血；浮海石气味咸寒，咸能软坚，寒可清热，功专清肺化痰、软坚散结、消石通淋。二者参合，相得益彰，清肺热、泻肝火、化老痰、祛顽痰、止咳、止血之力增强。

【主　　治】

1. 痰火郁结，胸胁疼痛，咳嗽气喘，痰盛、痰吐黏稠，吐之不易等症。
2. 支气管扩张，咳吐顽痰，甚则咯血诸症。

【常　用　量】

黛蛤散 10~15 克，布包煎服；浮海石 10~12 克，打碎煎服。

【经　　验】

治痰之法，当辨稀痰、稠痰、顽痰各症。咳吐稀痰，取半夏曲、旋覆花为治；咳吐稠痰，用旋覆花、浮海石为治；咳吐顽痰，选用浮海石、黛蛤散为治。施老常云，只有辨证明确，组方精细，才能取其良效。

四、枇杷叶 半夏

【单味功用】

枇杷叶味苦,性平。入肺、胃经。本品蜜炙,能清肺润燥、化痰止咳、下气平喘,用于治疗风热燥火所引起的咳嗽诸症,亦可用于治疗久咳不止、咳嗽痰多、气逆而喘等症(慢性气管炎可用);枇杷叶生用,可清胃热、降胃气、止呕逆,用于治疗胃热口渴、胃气不和、胃气上逆以致恶心、呕哕等症。

半夏(见第61页)。

【伍用功用】

半夏偏于燥湿化痰而止咳;枇杷叶重于润肺化痰而止咳。二药伍用,一燥一润,相互制约,相互促进,祛稀痰、止咳嗽甚妙。

【主　治】

咳嗽气喘,日久不愈,仍吐稀痰等症。

【常用量】

枇杷叶6~10克,布包煎服;半夏6~10克。

五、胆星　旋覆花

【单味功用】

胆星又名胆南星，是将制天南星研末，浸入牛、羊、猪胆汁内，以淹没为度，日晒夜露，干则继加胆汁，至变为褐色时为度，再装牛胆囊中，悬挂阴干备用。

南星苦温辛烈，开泄走窜燥湿作用很强。胆星则与它不同，经胆汁制后，其性由苦辛温变为苦凉，其燥烈之性大减，它既能减除燥热伤阴之弊，又能增强豁痰定惊之功，善治痰热蒙蔽清窍，以致中风痰壅、高热惊厥、惊痫、癫狂等症。

旋覆花（见第96页）。

【伍用功用】

胆星清化痰热，祛风镇惊解痉；旋覆花消痰行水，降气止呕，宣肺平喘。胆星突出一个清字，旋覆花侧重一个宣字。二药伍用，一清一宣，宣燥和化，风可息，痰可去，嗽可宁。

【主　治】

1. 顽痰咳嗽，胸膈胀闷，痰湿壅滞，气逆痰喘等症。
2. 痰窜经络，肢体麻木等症。

【常用量】

胆星3~6克；旋覆花4.5~6克，布包煎服。

【经　验】

对药旋覆花、半夏曲，对药旋覆花、胆星均为治痰之剂。半夏与胆星其共同点有燥湿祛痰之功，但是在临床应用上大有区别，不可等同视之。半夏主湿痰多，胆星主风痰多。若风痰急闭，非胆星不能开散。胆星走经络，半夏走肠胃。其功用自有不同，用时宜审。故旋覆花、半夏伍用，以祛稀痰、止咳嗽，治咳嗽、痰喘（急性支气管炎、慢性支气管炎、哮喘诸症均宜使用）。旋覆花、胆星伍用，宣燥和化、祛痰息风，以治顽痰咳嗽、痰窜经络、肢体麻木等症。

六、天竺黄　半夏曲

【单味功用】

天竺黄系竹子受病后产生的分泌物凝结而成（即精气结成）。其味甘，性寒。入心、肝、胆经。本品味甘气寒，其粉形如竹节，功专逐痰利窍、清热祛风、凉心定惊，用于治疗中风痰壅失语、小儿痰热惊搐、惊痫诸症。

半夏曲（见第97页）。

【伍用功用】

天竺黄清热豁痰，凉心定惊；半夏曲燥湿化痰，健脾和胃。天竺黄突出一个清字，半夏曲侧重一个燥字。二药伍用，一清一燥，相互促进，清热除湿、化痰止咳的力量增强。

【主　治】

湿热内蕴，咳嗽吐痰，咳吐不爽，胸闷、胸痛等症。

【常用量】

天竺黄3~10克；半夏曲6~10克，布包煎服。

【经　验】

天竺黄、半夏曲伍用，最宜用之于小儿痰热交炽，消化不良，或风痰将作，目睛呆滞之际。

七、橘红　橘络

【单味功用】

橘红即橘皮的外层色红部分，或柚类果实的外层果皮。其味苦、辛，性温。本品性较燥烈，长于燥湿化痰，亦能理气健脾，还有发表之意，用于治疗风寒咳嗽、喉痒痰多、胸膈胀闷、消化不良、嗳气、恶心、呕吐清水等症。

橘络为橘子的果皮与内果皮之间的筋膜。其味苦，性平。入肝、肺经。本品长于行气化痰、通络止痛，用于治疗痰滞经络所引起的咳嗽不已、胸胁作痛等症。

【伍用功用】

橘红燥湿化痰，理气健脾；橘络行气化痰，通络止痛。橘红善走肌表，以下气消食为主；橘络善走经络，以顺气活血，通络止痛为要。二药伍用，理气宽胸、下气化痰、通络止痛益彰。

【主　治】

咳嗽痰多，咳吐白痰，伴有痰滞经络，以致胸闷、胸胁作痛症。

【常　用　量】

橘红 3~6 克；橘络 3~6 克。

八、紫菀　橘红

【单味功用】

紫菀味苦、甘,微温。入肺经。本品性温而不热,质润而不燥,色紫入走血分,行于上能润肺下气、化痰止咳,泻肺热而止血,用于治疗咳嗽气逆、咯痰不爽,以及肺虚久咳、虚痨咳嗽、痰中带血等症;入于下能使气化及于膀胱而利小便,用于治疗小便不利以及尿血等症。另外,还能治疗惊悸及小儿惊痫诸症。

橘红(见第102页)。

【伍用功用】

橘红散寒理气,燥湿化痰,消食宽中;紫菀润肺下气,化痰止咳。橘红偏于燥湿化痰,紫菀侧重润肺祛痰。二药伍用,一燥一润,一化一祛,痰可去,嗽可宁。

【主　治】

1. 气机不调,痰阻胸膈,以致胸闷不舒、咳嗽吐痰等症。

2. 内伤外感、寒嗽热咳诸症均可使用,尤宜用于虚痨(类似肺结核)咳嗽。

【常　用　量】

紫菀 6~10 克;橘红 4.5~6 克。

【经　验】

施老临证处方时,习惯以炙紫菀、炙化橘红伍用。

化橘红系化州"柚皮",与橘红(即橘皮)系二物,不可混淆。

化橘红祛痰力强,而亦较燥,理气和中之功远逊橘皮。《本草从新》云:"化州陈皮，消痰至灵，然消伐太峻，不宜轻用。"

炙是以蜂蜜为辅料，与药物拌炒而得。蜂蜜性味甘平，有甘缓益气、润肺宁嗽、解毒矫味之功。与药同制，可缓和药物过偏之性，并与药物起协同作用，以增强疗效。

九、白前　前胡

【单味功用】

白前味辛、甘，性微温。入肺经。本品长于泻肺降气，盖气降痰自消、咳嗽自止，故为肺家咳嗽之要药，用于治疗肺气壅实致痰多咳嗽、胸膈逆满等症，不论属寒、属热均可使用。名医岳美中云：白前祛痰，因咳嗽出小支气管之痰使然。

前胡味苦、辛，性微寒。入肺经。本品辛散苦降，既能宣肺散风清热，治风热感冒、咳嗽痰多、气急等症；又能降气化痰，治肺热咳嗽、痰黄稠黏、胸闷不舒、呕逆等症。

【伍用功用】

白前清肺降气，祛痰止咳；前胡宣散风热，降气消痰。肺主气，外合皮毛。肺气宜宣，肺气宜降。若外感风寒、风热，或浊痰蕴肺，均可引起肺的清肃功能失调，以致胸闷气逆、咳嗽多痰等症。故以白前清肃肺气，降气化痰；用前胡宣散风热，下气化痰。白前重在降气，前胡偏于宣肺。二药伍用，一宣一降，肺之清肃功能恢复正常，故痰可去，嗽可宁。

【主　治】

1. 咳嗽初起，肺气不宣，清肃之令不行，而致肺气上逆、咳嗽吐痰、痰吐不爽、咽痒、胸闷、气促等症。

2. 上呼吸道感染诸症。

3. 支气管哮喘、百日咳亦宜选用。

【常 用 量】

白前 6~10 克；前胡 6~10 克。

【经　　验】

施老临证处方时，前胡、白前均取蜜炙之品，以增润肺止咳之功。

施老治疗咳嗽气喘有四法：一曰宣，二曰降，三曰润，四曰收。

宣法：咳嗽初起，表邪未罢，肺气不宣，症见咳而咽痒，白天较甚，痰少色白，予以宣肺止咳。前胡、白前伍用即是此意。

降法：表邪已解，咳嗽未愈，甚则肺胀痰多，气急喘满，气逆上冲，当用降法。方用葶苈大枣泻肺汤、三子养亲汤、苏子降气汤。

润法：凡干咳无痰，或久咳不止，或阵咳痰少等肺燥之象应予润法。方选保和汤（天冬、麦冬、知母、贝母、百合、阿胶、桔梗、五味子、薄荷），瓜蒌贝母散（瓜蒌、贝母、天花粉、茯苓、桔梗、橘红）等。

收法：凡久咳之后，咳而无力，或单声咳嗽，伴有短气等症，或咳喘已愈，予以善后处理者，宜用收法。方取贝母散（贝母、知母、桑白皮、五味子、款冬花、杏仁），百合固金汤（生地、熟地、百合、贝母、当归、白芍、元参、桔梗、麦冬、甘草）等，还可加入冬虫夏草、南沙参、北沙参、白果、生牡蛎等药。

以上四法，为四个治疗阶段，前后次序不可倒置，但可合法使用，如宣降、润收合用等等。

十、白前　百部

【单味功用】

白前（见第 104 页）。

百部味甘、苦，性微温。入肺经。本品甘润苦降，温而不燥，善于润肺止咳，对寒热咳嗽、新久咳嗽均宜使用，尤为善治肺痨咳嗽、小儿顿咳（百日咳）等症。另外，又能杀虫灭虱，用于治疗蛲虫病、头虱、体虱等。

【伍用功用】

白前清肺降气，祛痰止嗽；百部润肺止咳，灭虱杀虫。白前突出一个降字，百部侧重一个润字。二药伍用，一润一降，降润相合，故祛痰止咳甚效。

【主　　治】

1. 感冒日久，咽已不痒，但肺气肃降失常，气仍上逆，久咳不已，胸闷气喘等症。

2. 肺痨（类似肺结核）咳嗽等症。

【常　用　量】

白前 6~10 克；百部 6~10 克。

【经　　验】

百部、白前伍用，出自《医学心悟》止嗽散。治外感咳嗽，

日久不止，痰多不爽，或微恶风，头痛，舌苔白，脉浮缓。百部、白前治咳嗽时，施老仍取蜜炙之品。治疗咳嗽，当辨新患还是久罹，新感不久，咳嗽初起，宜

宣肺止咳，取前胡、白前伍用治之；咳嗽已久，咽已不痒，肺气不降，气逆作咳，

宜白前、百部为治，且不可等同视之。施老习选止嗽散治疗咳嗽，不论新感、久病，均宜使用，关键在于随症增减，方可获取良效矣。

十一、半夏 橘皮

【单味功用】

半夏（见第 61 页）。

橘皮（见第 89 页）。

【伍用功用】

半夏燥湿化痰，消痞散结，健脾止呕；橘皮理气健脾，和胃化痰。二者均入脾经，两药参合，相互促进，故脾可健，湿可去，痰自化，气机通畅，恶心呕吐，咳嗽自除。

【主　治】

1. 脾胃不和，痰湿内停，壅滞络道，气机不畅，以致胸膈满闷、咳嗽痰多等症。

2. 冠心病，证属痰浊为患者。

【常用量】

半夏 6~10 克；橘皮 6~10 克。

【经　验】

半夏、陈皮伍用，出自《太平惠民和剂局方》二陈汤。治痰饮咳嗽，痰多色白，胸膈胀满，恶心呕吐，头晕心悸等症。

治痰须分燥痰、湿痰。治燥痰用蛤粉、竹茹、竹沥、贝母，治湿痰用半夏、陈皮、茯苓、白芥子等，用时宜审。

十二、杏仁　川贝母

【单味功用】

杏仁又名苦杏仁。其味苦、辛，性温。有小毒。入肺、大肠经。本品辛苦甘温而润，辛能散邪，苦可下气，润能通便，温可宣滞，它既有发散风寒之能，又有下气平喘之力，用于治疗外感风寒、咳嗽气喘、痰吐不利、胸闷不舒等症。另外，杏仁质润多油，故又能润肠通便，用于治疗肠燥便秘等症。

川贝母味苦、甘，性微寒。入心、肺经。本品苦泄甘润，微寒清热，它既能清肺凉心、润肺化痰，又能开郁散结、清泄胸中郁结之火，用于治疗外感风热咳嗽，肺虚久咳、痰少咽燥，痰火郁结、咯痰黄稠，肺痨咳嗽、痰中带血，甚或咯血等症。

【伍用功用】

川贝母润肺化痰，清热止咳；杏仁降气祛痰，宣肺平喘，润肠通便。川贝母突出一个润字，杏仁侧重一个降字。二药伍用，一润一降，润降合法，化痰止咳甚效。

【主　治】

1. 肺虚久咳，痰少咽燥等症。

2. 外感风邪，痰热郁肺，咳嗽不已，咯吐黄痰等症。

【常用量】

杏仁 6~10 克；川贝母 6~10 克。

十三、知母 川贝母

【单味功用】

知母（见第 20 页）。

川贝母（见第 108 页）。

【伍用功用】

知母苦寒，气味俱厚，上行入肺，中行归胃，下行走肾，功专滋阴降火，消痰止嗽，润燥滑肠；川贝母苦甘而凉，气味俱清，走上焦入心肺，能润肺散结（散心胸郁结之气），化痰止嗽。二药伍用，并走上焦，清气滋阴，降气润燥，化痰止咳的力量增强。

【主 治】

1. 阴虚燥咳诸症，即水亏火旺，肺脏受累，以致咳嗽痰少、久久不愈、口干舌红等症。

2. 肺热咳嗽诸症。

【常用量】

知母 6~10 克；川贝母 6~10 克。

【经　　验】

川贝母、知母伍用，名曰二母散，出自《和剂局方》。治阴虚咳嗽发热。施老一般多采用川贝母。

十四、瓜蒌子　瓜蒌皮

【单味功用】

瓜蒌子又名瓜蒌仁、栝楼仁，即葫芦科植物栝楼的成熟种子。其味甘、苦，性寒。入肺、胃、大肠经。能润肺化痰、滑肠通便，用于治疗痰热咳嗽、痰黏不易咯出、肠燥便秘、痈肿、乳少。

瓜蒌皮（见第26页）。

【伍用功用】

瓜蒌子润肺涤痰，滑肠通便；瓜蒌皮理气散结，清肺化痰。二者伍用，上可清肺胃之热，化痰散结；下能润大肠之燥，滑肠通便。肺、胃、大肠三经合治，祛痰嗽，止咳喘，通大便之力增强。

【主　　治】

痰热咳嗽，咯吐黄痰，吐之不利，胸闷胁痛，大便秘结等。

【常　用　量】

瓜蒌皮6~10克；瓜蒌子10~15克，打碎煎服。

【经　　验】

瓜蒌子、瓜蒌皮伍用，系施老所习用。痰热咳嗽，胸闷胀痛者，主取瓜蒌皮，佐以瓜蒌子；若兼见大便秘结者，则主取瓜蒌子，少佐瓜蒌皮。

十五、枇杷叶　六一散

【单味功用】

枇杷叶（见第 99 页）。

六一散（见第 41 页）。

【伍用功用】

枇杷叶润肺化痰，和胃降逆；六一散利水泻火，祛暑清热。二者伍用，祛痰涎、平咳喘、利小便、清热泻火之力益彰。

【主　　治】

肺痿，肺痈诸症（轻者效佳）。

【常 用 量】

枇杷叶 6~10 克；六一散 6~10 克，同布包煎。

【经　　验】

枇杷叶、六一散伍用，可治肺痈轻症，若与芦根、冬瓜子、甜瓜子伍用，其效更佳。

十六、麻黄　罂粟壳

【单味功用】

麻黄（见第2页）。

罂粟壳又叫御米壳。其味涩，性平。入肺、大肠、肾经。本品味涩，能收能敛，故可收敛肺气，治肺气不收、久咳不止、干咳无痰；又能涩肠止泻、涩精止带，治久泻、久痢、便血、脱肛、滑精、多尿、妇女白带；还能止痛，可治胃痛、腹痛、筋骨疼痛等症。

【伍用功用】

麻黄宣肺平喘，利水消肿，发汗解表；罂粟壳敛肺止咳，涩肠止泻，止痛。麻黄以宣为主，罂粟壳以敛为要。麻黄突出一个开字，罂粟壳侧重一个合字。二药伍用，一宣一敛，一开一合，相互制约，相互为用，止咳平喘甚妙。

【主　　治】

咳嗽已久，肺气不收，干咳少痰，咳嗽不止，甚则影响睡眠等症。

【常　用　量】

麻黄1.5~6克；罂粟壳3~6克。

【经　　验】

施老临床治疗咳喘，麻黄习取蜜炙之品，意即增强润肺止咳之功是也。

麻黄、罂粟壳伍用，治剧烈咳嗽，或久咳不止，咯痰不多者确有实效。但因罂粟壳内含吗啡、那可丁、那碎因和罂粟碱等，故不宜久服，否则易于成瘾。

十七、人参 三七

【单味功用】

人参味甘、微苦,性平。入脾、肺、心经。本品性禀中和,不寒不燥,形状似人,既有大补元气,挽救虚脱之效,以治气虚欲脱、短气神疲、脉微欲绝垂危之症;又有补脾益肺之功,用于治疗肺气虚所引起的呼吸短促、行动乏力、动辄气喘,以及脾胃虚弱所致的倦怠无力、食欲不振、胸腹胀满,或久泻脱肛等症;还能生津止渴,用于治疗消渴病、热性病耗伤津液等症。另外,还能益心气、安心神、疗失眠,用于治疗气血两虚所导致的心神不安、心悸怔忡、失眠健忘等症。

现代医药研究证明,本品有很好的强壮作用,能使机体对疾病抵抗能力增强,提高工作效率,减少疲劳,增加体重,改善睡眠,降低血糖等。它还能使心脏收缩力加强,心跳加快,有类似强心苷作用,用于治疗神经衰弱、精神病、心血管系统疾病(心肌营养不良、冠状动脉粥样硬化、心脏神经官能症等)、贫血、阳痿、糖尿病、慢性胃炎、整体衰弱等。

三七味甘、微苦,性温。入肝、胃经。本品专走血分,善化瘀血、止出血、散瘀血、消肿块、行瘀血、止疼痛,故为血家要药,又为理血妙品,用于治疗吐血、衄血、尿血、便血、痢疾下血、经久不愈、黏膜有损伤者;又治妇女经闭、月事不通以及崩漏、癥瘕诸症;还治跌打损伤、疮疡肿痛初起等症。

据现代药理研究,三七尚能增加冠状动脉的血流量,减低冠状动脉的阻力,减慢心律,降低动脉压,减少心肌耗氧量等作用,故可用于治疗冠心病心绞痛等症。

【伍用功用】

人参大补元气,补肺益脾,生津止渴,宁神益智;三七祛瘀止血,行瘀止痛。二药参合,一补一散,相互制约,相互为用,益气活血,散瘀定痛,止血、止咳甚妙。

【主　治】

1. 虚痨咳嗽，老年体弱之痰嗽，经久不愈者。

2. 冠心病心绞痛诸症。

3. 各种出血性疾患，如衄血、吐血、尿血、便血以及妇女崩漏下血等症。

【常用量】

人参 3 克；三七 6 克。

上药共研细末，分为 10 包，早、晚各服 1 包，黄酒调服，白开水送服亦可。

【经　验】

根据施老经验，治虚痨咳嗽者，用药分量不宜过重，否则无效。

用于治疗冠心病心绞痛以及各种出血性疾患，用药分量可随症加减，一般用量：人参 6~10 克；三七 3~10 克。

十八、阿胶　紫菀

【单味功用】

阿胶因产于山东省东阿县而得名。其味甘，性平。入肺、肝、肾经。本品色黑、质润不燥，为补血之上品，既能补血止血，用于治疗血虚萎黄、面色㿠白、头昏眼黑、心悸心烦、失眠健忘等症；又治多种出血性病症，如虚痨咯血（类似肺结核之咳血）、吐血（类似溃疡病的出血）、尿血（类似肾结核尿血等）以及便血、崩漏下血、皮下出血（类似过敏性紫癜、血小板减少性紫癜）；又能滋阴润肺、养阴息风，用于治疗阴虚肺燥、咳嗽痰少、咽喉干燥等症；又治热邪伤阴、虚风内动所引起的惊厥抽搐，以及阴虚火旺所引起的心烦失眠等症。另外，还可用于治疗癫痫、慢性肾炎所导致的腰酸腰痛、尿蛋白等。

紫菀（见第 103 页）。

【伍用功用】

阿胶补肝血，滋肾水，润肺燥，凝固血络而止出血；紫菀润肺下气，化痰止咳。二药伍用，相互促进，育阴润燥，祛痰止咳，补血止血的力量增强。

【主　　治】

1. 肺虚久咳，痰中带血等症。
2. 支气管扩张引起的咯血诸症。

【常　用　量】

阿胶 6~10 克，烊化；紫菀 6~10 克。

【经　　验】

阿胶、紫菀伍用，出自《张氏医通》紫菀散。治咳唾有血，虚痨肺痿。二药伍用，除治疗虚劳咯血之外，尝与鹅管石、钟乳石、人参、三七参合，治一久罹支气管扩张男性患者，药服十余剂，咯血止，体力增，后又上班 5 年余，未见咯血复发。

十九、木瓜 青黛

【单味功用】

木瓜为海棠的成熟果实，实小如瓜，味酸得木之正气，故名木瓜。其味酸、性温。入肝、脾经。木瓜酸温气香，酸能入肝，以舒筋活络，温香入脾，能醒脾和胃化湿、生胃津、助消化，用于治疗湿脾脚气、足胫肿大、腰膝酸痛、关节肿痛、筋挛足痿、夏月伤暑、饮食不调、霍乱吐泻、腿肚转筋等症；还治胃阴不足、胃酸过低、口干口渴、食欲不振等症。

青黛（见第80页）。

【伍用功用】

木瓜缓急止痛、醒脾开胃、调肝脾、生胃津、助消化、增食欲、固肺化痰；青黛苦寒，清肺止咳，解毒利咽。二药伍用，清热解毒，敛肺止咳，缓急止痛甚妙。

【主　　治】

1. 咳嗽，咯血，证属肝火犯肺，肺失升降者。

2. 足跟痛，无论是湿热下注，还是肝肾两虚者，均宜选用。

3. 腓肠肌痉挛（小腿肚转筋抽痛）。

【常　用　量】

木瓜6~10克；青黛3~6克，布包煎。

【经　　验】

木瓜、青黛伍用，原为治疗外感咳嗽而设，诸凡上呼吸道感染、支气管炎、肺炎所引起的咳嗽均宜选用。足跟痛，证属湿热下注者，与苍术、黄柏伍用；证属肝肾两虚者，与六味地黄参合；治腓肠肌痉挛，用芍药、甘草配伍。

第二节　下气平喘

一、五味子　细辛

【单味功用】

五味子（见第72页）。

细辛（见第84页）。

【伍用功用】

五味子酸涩收敛，敛肺滋肾，生津敛汗，涩精止泻；细辛辛散温通，温肺化饮，发散风寒，祛风止痒。肺主气而司呼吸，肺气宜宣。外感风寒，则致肺气抑郁，应以宣通肺气，温散寒邪为治。咳嗽伤气，气伤则胀，故云肺气宜拢、宜敛。细辛宣肺散邪，温肺化饮，五味子收敛肺气。二药伍用，以细辛之辛散，制五味子之酸敛；五味子之酸敛，又制细辛之辛散。二药参合，一散一敛，一开一阖，相互制约，相互促进，止咳平喘甚妙。

【主　　治】

1. 感冒风寒，咳吐白痰，或寒饮咳喘诸症。

2. 肺肾两虚，久咳虚喘等症。

【常　用　量】

五味子3~10克；细辛1~3克。

【经　验】

根据辨证施治的原则，五味子、细辛的用药分量应灵活掌握。咳嗽初起，以开、宣为主，多用细辛；久咳之后，以敛肺气为要，多取五味子。

五味子、细辛伍用，即古人谓，五味子之敛，细辛之升发，二者参合，则升降灵而咳喘自止矣。盖"肺气阳中有阴，故能降，治肺气以阴降为主，然气之降先本于升，五味子合细辛升降皆备，所以阳邪伤阴，固宜清阳，以之收阳；阴邪伤阳，亦宜此辛温畅阳，而寓收阴。"此即细辛合五味子治咳喘之机理也。

二、五味子　干姜

【单味功用】

五味子（见第72页）。

干姜味辛，性热。入心、肺、脾、胃经。本品辛开温通，既能通心助阳，又能温散里寒，用于治疗阳气衰微、阴寒内盛致四肢厥冷、脉微欲绝等厥逆亡阳之证；又能温中逐寒，用于治疗脾胃虚寒致脘腹冷痛、呕吐、泄泻等症；还能温肺散寒、燥湿化痰，用于治疗肺寒咳嗽、痰白清稀或带白沫等症。

【伍用功用】

五味子酸涩收敛，善敛肺气而滋肾水；干姜辛散温通，逐寒邪而发表温经，燥脾湿而止呕消痰。五味子以酸涩收敛为主；干姜以辛散温开为要。二药参合，一收一散，一开一阖，互制其短，而展其长，利肺气，平喘逆，化痰饮，止咳嗽甚妙。

【主　治】

肺寒咳嗽，痰稀而多，状如白沫，或寒痰为患，阻滞气机，咳逆上气等症。

【常用量】

五味子 3~10 克；干姜 6~10 克。

【经　验】

五味子与细辛伍用，五味子与干姜伍用，出自《伤寒论》小青龙汤。治风寒束表，水饮内停，恶寒发热，无汗，咳嗽短气，痰白而稀，或背脊拘急，或发凉，或头面四肢浮肿，舌苔白润，脉浮紧。

三、苏子　紫菀

【单味功用】

苏子又名紫苏子。其味辛，性温。入肺、大肠经。本品质润不燥，既能降气消痰、止咳平喘、开郁利膈，用于治疗痰壅气逆、咳嗽痰喘（类似慢性支气管炎、支气管哮喘）等症，又能润肠通便，用于治疗肠燥便秘等症。

紫菀（见第 103 页）。

【伍用功用】

紫菀气温不热，质润不燥，润肺下气，化痰止咳；苏子清利上下，降气平喘，化痰止咳。紫菀以润肺为主；苏子以降气为要。二药伍用，一润一降，润降合法，化痰止咳，下气平喘，利气宽膈的力量增强。

【主　治】

咳嗽气喘，咯痰不爽，胸膈满闷等症。慢性支气管炎、支气管哮喘等病兼见上述诸症者，亦可使用。

【常用量】

苏子6~10克，捣碎煎服；紫菀6~10克。

【经　验】

施老临证处方时，苏子、紫菀伍用，均取蜜炙之品，以便增强其润肺止咳之功也。

四、莱菔子　白芥子

【单味功用】

莱菔子俗名萝卜子。其味辛、甘，性平。入肺、脾、胃经。本品既能消食除胀，用于治疗食积气滞致脘腹胀闷、嗳气食臭或腹痛泄泻等症，又能降气化痰、祛痰止咳，用于治疗痰涎壅盛、咳嗽气喘等症，还能利气消胀，用于治疗单纯性肠梗阻。

白芥子又名辣菜子。味辛，性温。入肺经。本品辛散温通而利气，能温肺开胃、利气祛痰、消肿止痛，用于治疗寒痰咳喘、胸闷胁胀、咳吐白痰等症。朱丹溪说："痰在胁下及皮里膜外，非白芥子莫能达，古方控涎丹用白芥子，正此义也。"故可用于治疗渗出性胸膜炎等；还能温通经络、利气散结、祛经络之痰，用于治疗痰湿阻滞经络所引起的肢体关节疼痛、麻木以及阴疽流注等症。

【伍用功用】

莱菔子辛甘，长于顺气开郁，下气定喘，消食化痰，消胀除满；白芥子辛能入肺，温可散寒，长于利气豁痰，温中散寒，通络止痛。二药伍用，相互促进，利气消食，祛痰止咳，降气平喘之力增强。

【主　治】

1. 老人、虚人痰嗽等症。

2. 久咳痰喘等症。

【常用量】

莱菔子 6~10 克；白芥子 6~10 克。

【经　验】

莱菔子、白芥子伍用，出自《韩氏医通》三子养亲汤。治气逆痰滞，以致咳嗽气喘，痰多，胸脘痞满，不思饮食，苔黏腻，脉滑者。

咳嗽一证，当先治痰。治痰分为两途，一肺一脾。痰多者以豁痰为主，当选白芥子治之；食滞运化失职，主取莱菔子为治。二药参合，相互为用，化滞豁痰止咳甚妙。

五、葶苈子　大枣

【单味功用】

葶苈子味辛、苦，性寒。入肺、膀胱、大肠经。本品辛散开壅，苦寒沉降，能泻肺气壅滞而祛痰平喘、肃降肺气，通调水道而利水消肿，治肺气壅滞、痰饮咳喘、水肿、小便不利等实证，也可用于气管炎、肺炎、渗出性胸膜炎、胸腔积液以及肺心病、心力衰竭、水肿喘满等症。

大枣味甘，性平。入脾、胃、心、肝经。本品质润性缓，善补脾胃、润心肺、调营卫、生津液、补阴血、缓和药性，用于治疗脾胃虚弱所引起的倦怠无力、纳谷减少、面色少华、虚烦失眠等症，也可治疗妇人脏躁以及过敏性紫癜等。

【伍用功用】

大枣甘缓补中，补脾养心，缓和药性；葶苈子苦寒沉降，泻肺气而利水，祛痰定喘。二药伍用，以大枣之甘缓，挽葶苈子性急泻肺下降之势，防其泻利太过，共奏泻痰行水，下气平喘之功。

【主　治】

痰涎壅滞，肺气闭阻，咳嗽痰喘，喉中有痰声如曳锯状，甚则咳逆上气不得卧，面目浮肿，小便不利等症。

【常用量】

葶苈子 3~10 克，布包煎服；大枣 5 枚。

【经　验】

葶苈子、大枣伍用，出自《金匮要略》葶苈大枣泻肺汤，又名葶苈大枣汤。治痰涎壅盛，咳喘胸满不得卧，或面目浮肿等症。明代孙一奎以葶苈子 6 克、大枣 10 枚，治肺痈胸膈胀满，上气喘急，或身面浮肿，鼻塞声重。施老经验，葶苈大枣泻肺汤用于治喘确有实效，但用量不宜过大，亦不可久服，否则肺气大伤，以致喘息再发，终不可挽回也。

六、射干　麻黄

【单味功用】

射干味苦,性寒。入肺、肝经。本品苦寒清热、泻火解毒、散血消肿、祛痰利咽,用于治疗感受风热或痰热壅盛所引起的咽喉肿痛,以及痰涎壅塞、咳嗽气喘等症,也可用于瘰疬结核、疝母、妇女经闭、痈肿疮毒。

麻黄(见第2页)。

【伍用功用】

射干苦寒,清热解毒,降肺气,消痰涎,利咽喉;麻黄辛温发散,宣肺平喘,利水消肿。射干以降气为主,麻黄以宣肺为要。二药伍用,一宣一降,宣降合法,消痰下气平喘甚妙。

【主　治】

1. 痰涎壅盛,气道不得宣畅,以致气逆而喘、喉中痰阻、如水鸡声样痰鸣等症。
2. 慢性气管炎、支气管哮喘偏于寒者可用。

【常用量】

射干6~10克;麻黄3~6克。

【经　验】

射干、麻黄伍用,出自《金匮要略》射干麻黄汤。治水饮伤肺,咳而上气,喉中水鸣声。

上气而作水鸡声的病机是什么,清代张璐做了这样的解释,他说:“上气而作水鸣声,乃是痰凝其气,气触其痰,风寒入肺之一验耳。”

据现代药理研究，麻黄能缓解支气管平滑肌的痉挛之力；射干有清除上呼吸道炎性渗出物之功。二药相合，宣肺、祛痰、平喘甚妙，善治咳嗽痰喘诸症（支气管哮喘可用）。为加强祛痰作用，亦可伍用黛蛤散、海浮石之辈。若喘甚者，伍以葶苈子、大枣，其效更著。

七、山药　牛蒡子

【单味功用】

山药原名薯蓣。其味甘，性平。入脾、胃、肺、肾经。本品质润液浓，不热不燥，补而不腻，作用和缓，是一味平补脾胃的要药。它既能补脾胃、助消化、补虚劳、益气力、长肌肉、润皮泽肤，用于治疗脾胃虚弱致饮食减少、体倦神疲，以及脾虚泄泻、大便稀溏、状如水样甚则完谷不化等症，又治小儿营养不良，以及脾虚带下等症，又能补脾胃而益肺气，用于治疗肺脾两虚的慢性咳嗽，表现为痰多清稀、食欲减退、身体消瘦、倦怠无力等症（可用于肺痨病）。此外，还能益肾强阴、补肾固精，用于治疗肾气不足所引起的遗精、遗尿、尿频等症。

据现代医药研究，山药含黏蛋白质、尿囊素、胆碱、精氨酸、淀粉酶、蛋白质、脂肪、淀粉及含碘物质等。黏蛋白质在体内水解为滋养作用的蛋白质和糖类。淀粉酶有水解淀粉为葡萄糖作用，对糖尿病有一定的疗效。

牛蒡子（见第51页）。

【伍用功用】

山药本为食品，质润液浓，不热不燥，补而不腻，作用和缓；牛蒡子辛苦寒滑，善疏风清肺，清热解毒，祛痰止咳，宣肺透疹。山药以补为主，牛蒡子以清为要。

二药伍用，一补一清，清补合法，故宣肺气、清肺热、健脾胃、祛痰止咳的力量增强。

【主　治】

1.脾胃不健，肺气虚弱，痰湿内生，停阻气道，以致胸膈满闷、咳嗽气短、喉中水鸣声、身倦乏力等症（咳之不甚者效佳）。

2.慢性气管炎、支气管哮喘偏于虚者可用。

【常用量】

山药 10~15 克；牛蒡子 6~10 克。

【经　验】

山药、牛蒡伍用，可用于治疗慢性气管炎、支气管哮喘。根据临床经验，证属虚者，而咳之不甚者效佳。

八、橘皮　桑白皮

【单味功用】

橘皮（见第 89 页）。

桑白皮又名桑根白皮、白桑皮。其味甘、辛，性寒。入肺经。本品善走肺中气分，能清肺热、泻肺火、散瘀血、清痰止嗽、下气平喘，用于治疗肺热咳喘、痰多而黄（类似肺气肿合并感染、急性支气管炎之咳喘、小儿急性支气管炎等）；又能下气行水，利尿消肿，用于治疗水肿属于皮水者（所谓皮水，属阳证范畴，其特点是：面目四肢肿满、发热、不恶寒、口渴、小便不利、脉浮，或有咳嗽，可见于急性肾小球肾炎等）。另外，还能降低血压，可用于高血压病。

【伍用功用】

橘皮气味辛温，理气健脾，和胃化痰，桑白皮辛散苦降，泻肺平喘，利水消肿。桑白皮走手太阴肺经，作用在肺；橘皮入脾、肺经，但着重作用在于中焦脾胃。二药伍用，脾肺并重，生化有权，则脾气健运，痰无以生，肺气通畅，邪不可干，故二药合力，清热化痰、止咳平喘的力量增强。

【主　　治】

肺热咳嗽，喘逆痰多或颜面浮肿，小便不利等症。

【常 用 量】

橘皮 6~10 克；桑白皮 6~10 克。

【经　　验】

橘皮、桑白皮为对，为施老所习用，诸凡咳嗽吐痰，均可从脾、肺二经施治，取标本兼治之法，每获良效。

九、桑白皮　地骨皮

【单味功用】

桑白皮（见第 125 页）。

地骨皮为枸杞的根皮。其味甘、淡，性寒。入肺、肾经。李东垣说："地为阴，骨为里，皮为表，服此既治内热不生，而于表里浮游之邪，无有不愈。"故地骨皮既走里又走表，实为表里上下皆治之药，本药入于肺，以清肺降火，达于肾而凉血清骨退蒸，尤宜有汗之骨蒸，用于治疗阴虚发热、骨蒸潮热、盗汗（类似肺结核之消耗热）等症；又治肺热咳嗽、气喘、间有午后发热（午后 4~5 时尤甚）、舌红苔黄、脉细数（类似急性支气管炎、肺炎等的肺热咳嗽）；还治血热妄行所引起的吐血、衄血、尿血等症。另外，还能降压，可用于高血压病。

【伍用功用】

桑白皮入肺中气分，泻肺中邪热，以泻肺平喘、利水消肿；地骨皮入走血分，清肺中伏火，清热凉血，补阴退蒸。桑白皮以清气分之邪为主，地骨皮以清血分之邪为要。二药伍用，一气一血，气血双清，清肺热、泻肺火、散瘀血、泻肺气、祛痰嗽、平喘逆的力量增强。

【主　　治】

1. 肺热咳嗽，气逆作喘，痰吐黏稠，身热口渴等症（急性支气管炎、肺炎、肺气肿合并感染等均可选用）。

2. 风温咳嗽，午后发热，或低热不退者。

3. 水肿，以面目肿甚、小便不利者。

【常　用　量】

桑白皮 6~10 克；地骨皮 10~15 克。

【经　　验】

桑白皮、地骨皮伍用，出自宋·钱乙《小儿药证直诀》泻白散。能清泻肺热，止咳平喘。治肺热咳嗽，甚则气喘、皮肤蒸热，或发热，午后尤甚，舌红苔黄，脉细数。明·张景岳《景岳全书》，用以治肺火、大肠火、喘急之症。清·吴谦《医宗金鉴》："（集注）季楚重曰：经云：肺气上逆。上逆则上焦郁热，气郁生涎，火郁生热，因而制节不行，壅甚为喘满肿嗽。白者肺之色，泻白泻肺气之有余也。"据临床实践体会，二药合用，功效有三：

1. 清肺泻热，治身热，气逆而喘，疗肺热咳嗽（各种肺炎可用）。

2.清肺热、导火气,引皮肤水气顺流而下,治肺气不降之水肿(颜面浮肿)。

3.地骨皮能裕真阴之化源,治骨蒸劳热,合桑白皮能益阴气、泻虚火,所谓"益阴气以退三焦之虚阳,但令阴气得为阳守",治午后低热。

十、桑白皮　桑叶

【单味功用】

桑白皮(见第125页)。

桑叶(见第6页)。

【伍用功用】

桑白皮辛散苦降,泻肺平喘,利水消肿;桑叶轻清疏散,清热祛风,清肺止咳。桑白皮以降气平喘为主,桑叶以宣肺平喘为要。二药伍用,一宣一降,宣降合法,清热平喘止咳甚妙。

【主　　治】

肺热受风,肺气失宣,咳逆上气,咳吐黄痰,头昏等症。

【常　用　量】

桑白皮6~12克;桑叶6~10克。

十一、熟地黄　麻黄

【单味功用】

熟地黄（见第 34 页）。

麻黄（见第 2 页）。

【伍用功用】

熟地黄甘温,补血生津,滋肾养肝,安五脏,和血脉,润肌肤,养心神,安魂魄。麻黄辛温,发汗解表,宣肺平喘,利尿。熟地黄质体滋腻,易于助湿碍胃(即腻膈);麻黄体质轻浮,气味辛散,容易伤人正气。故以麻黄之辛散去熟地黄之滋腻,又用熟地黄之滋腻佐麻黄之燥散。二药参合,互制其短,而展其长,一肾一肺,金水相生,标本兼顾,止咳平喘、散结消块甚效。

【主　　治】

1. 久咳久喘诸症。

2. 妇女经期哮喘、夙喘新发诸症。

3. 痰核、流注结块以及阴疽诸症。

【常　用　量】

熟地黄 6~10 克；麻黄 3~6 克。

【经　　验】

熟地黄、麻黄伍用,功效颇著,不但可治久喘以及妇女经期哮喘,亦可治夙喘新发,未可以熟地"滋润胶黏,敛邪而无出路"以非之。在麻黄、半夏、杏仁、射干等温散肺金之剂佐以熟地,所谓"阳盛阴微,阳藉阴化。"熟地杂于温散之中,屡建其功，犹如射干麻黄汤及小青龙汤中用五味子酸敛之品于温散剂中而相得益彰也。

另外，以麻黄 1.5 克，伍以熟地 30 克，可消散阴疽，治痰核、流注结块等症。

十二、熟地黄　当归

【单味功用】

熟地黄（见第 34 页）。

当归味甘、辛，性温。入心、肝、脾经。本品辛甘温润。以甘温和血，辛温散寒，为血中气药。它既补血、养血，又能柔肝止痛、活血止痛，用于治疗血虚所引起的头昏、目眩、心悸、疲倦、脉细等症；又能治疗血虚腹痛、月经不调、月经稀少、经期错后、经闭、痛经，以及跌打损伤、风湿痹痛、疮痈肿痛、冠心病心绞痛、血栓闭塞性脉管炎、浅部血栓性静脉炎等病症。另外，它还能养血润燥、滑肠通便，用于治疗阴血虚少所引起的肠燥便秘。

【伍用功用】

熟地黄益肾纳气，补血养肝；当归补血和血，活血止痛，又主咳逆上气。二药伍用，滋阴补血、益肾平喘之功益彰。

【主　治】

妇女久咳、久喘，而阴亏血虚者。

【常用量】

熟地黄 6~10 克；当归 6~10 克。

【经 验】

熟地黄、当归伍用，以熟地黄治喘，首推张景岳用之最善。所谓益肾纳气，金水相生之理也。当归治咳喘则用之者较少，施老治久咳、久喘病人，常于咳喘方药之中加当归一味而建功效。盖《本经》早有记载："主咳逆上气。"苏子降气汤亦以当归为佐，则当归治咳喘，古人有明训矣。

十三、大枣 黑锡丹

【单味功用】

大枣（见第122页）。

黑锡丹为黑锡（去渣净称）、硫黄（透明者）各60克，胡芦巴、破故纸、茴香、沉香、木香、附子（炮）、金铃子、肉豆蔻各30克，肉桂15克组成。先将黑锡和硫黄放新铁铫中如常法结成砂子，放地上出火毒，研极细末。余药也研成极细末，然后和匀再研至黑色光亮为度，用酒糊为丸，如梧桐子大，阴干备用。本品能护真阴、扶真阳、温肾阳、散阴寒、纳肾气、定虚喘，用于治疗肾阳衰微、肾不纳气、胸中痰壅、上气喘促、四肢厥逆、汗出不止等症，又治奔豚气上冲胸、胸腹胀满等症，还治男子阳痿精冷、女子血海虚寒带下诸症。

【伍用功用】

大枣甘缓补中养血，补脾和营，养心安神，缓和药性；黑锡丹护真阴，扶真阳，强心气，纳肾气，定虚喘。二者参合，以大枣之甘缓，制黑锡丹之重坠，共奏益气强心、温肾纳气、镇逆平喘之效。

【主　　治】

1. 久病咳喘，老人肾虚，肾不纳气而喘，症见真阳衰微，咳嗽气喘，痰饮稀薄，颜面或四肢浮肿，动则汗出，四肢不温，甚则逆冷者。

2. 慢性气管炎，肺心病患者，表现为真阳衰微，或阴阳俱虚者，均可使用。

【常 用 量】

大枣 5~10 枚；黑锡丹 3~6 克。

【经　　验】

黑锡丹定虚喘，非真阳衰微者不可妄用。用黑锡丹者，必须咳喘，痰饮稀薄，颜面或四肢浮肿，四肢不温，真阳虚惫者方宜。若乍寒乍热，痰黏不易咯出，误用黑锡丹者，必致阴竭阳脱之祸，病人痰浊痼恋，阳气未振，阴霾未散，真阳反伤，以致加重病情，故用此药时，须千万慎重。

十四、补骨脂　胡桃仁

【单味功用】

补骨脂又叫破故纸。其味辛、苦，性大温。入肾、脾经。本品气温味苦，既能暖丹田、壮元阳、温肾逐寒、涩气止脱，用于治疗肾阳不足、命门火衰以致腰膝冷痛、小便频数、遗尿、阳痿、遗精等症；又能温脾止泻，用于治疗脾肾阳虚、久泻便溏、五更泻（即黎明前腹泻，伴有腹痛肠鸣，泻后则安，苔薄白、脉沉细，常见于肠结核、局限性肠炎、慢性结肠炎等）；还能纳气归元、止嗽平喘，用于治疗肾气不足之咳喘等症。另外，还能补相火以通君火，扩张冠状动脉，用于治疗冠心病有夜尿多、四肢冰冷等阳虚之证。

胡桃仁又叫胡桃肉、核桃仁。其味甘,性温。入肺、肾、大肠经。胡桃味甘气热,皮涩肉润汁黑。它既能温补命门、涩精固气,用于治疗肾虚阳衰、腰痛酸楚、两足痿软、小便频数等症;又能补气养血、敛气定喘,用于治疗肺肾不足、咳嗽气喘(类似喘息性慢性气管炎)等症;还温肺润肠,用于治疗血虚、津枯所引起的肠燥便秘,也可治老人气虚便秘(习惯性便秘)。

【伍用功用】

肺为气之主,肾为气之根。肺主呼气,肾主纳气。呼、纳相合,呼吸功能是属正常,人即安康。胡桃肉补肾助阳,敛肺定喘,润肠通便;补骨脂补肾助阳,纳气归宅,温脾止泻。二药伍用,一肺一肾,金水相滋,敛肺纳气,止咳平喘甚妙。

【主　　治】

1. 肾虚之咳喘诸症。

2. 肾气不足,以致腰酸、腰痛、阳痿、遗精、小便频数、遗尿等症状。

3. 神经衰弱,见头昏、失眠、记忆力减退等症。

【常　用　量】

补骨脂 6~10 克;胡桃仁 6~10 克。

【经　　验】

破故纸、胡桃仁伍用,出自《太平惠民和剂局方》青娥丸。治肾虚腰痛如折,俯仰不利,转侧艰难。清·王泰林《王旭高医书六种》青娥丸治虚腰痛,《素问·脉要精微论》曰:"腰者肾之府,转摇不能,肾将惫矣。"故纸十两(酒蒸)、胡桃二十两(去皮研)、蒜四两、姜四两、杜仲一斤,虚寒喘嗽,郑相国方,肺肾虚寒,为喘为嗽。除蒜、姜、杜仲三味,加蜜送。

破故纸与胡桃同用,有水火相生之妙。气足则肺不虚寒,血足则肾不枯燥,久服利益甚多,不独上疗喘嗽,下强腰脚已也。古云:"黄柏无知母,破故无胡桃,犹水母之无虾也。"(按:水母,海蛇也。)清·黄宫绣《本草求真》也说:"胡桃……诸书皆言能通命火，助相火，利三焦，温肺润肠，补气养血，敛气定喘，涩精固肾，与补骨脂一水一火，大补下焦，有同气相生之妙。"

根据临床体会，肺源性咳喘、心源性咳喘，凡表现为吸气短、肾不纳气者均宜使用。尤其于缓解期，更须长服，定有益矣。

第九章

益胃止渴、健脾降糖类

一、苍术　玄参

【单味功用】

苍术味辛、苦，性温。入脾、胃经。本品辛温升散，苦温燥湿，既能发汗以解风寒之邪，用于治疗外感风寒湿邪所引起的头痛、身痛、无汗等症；又能芳香化浊、燥湿健脾，用于治疗脾为湿困、运化失司，以致食欲不振、胸闷呕恶、腹胀泄泻、苔白腻浊等症；还能祛风湿、止痹痛，用于治疗湿邪偏重的痹证。另外，苍术内含有丰富的维生素 A，故可用于治疗维生素 A 缺乏所引起的夜盲症和角膜软化症。

苍术气味芳香，善于化浊辟秽，施老认为，本品确有敛脾精、止漏浊之功，用于治疗糖尿病患者，屡获显效。据现代医药研究，已知本品含有挥发油，主要成分为苍术醇及苍术酮，并含有维生素 A、维生素 D、维生素 B 及胡萝卜素。苍术流浸膏注射家兔皮下，可使血糖降低，并证明有抑制血糖的作用。

玄参（见第 83 页）。

【伍用功用】

苍术苦温燥湿，辛香发散，功专健脾燥湿，升阳散郁，祛风明目；玄参咸寒，质润多液，功擅滋阴降火，泻火解毒，软坚散结，清利咽喉。苍术突出一个燥字，玄参侧重一个润字。二药伍用，以玄参之润制苍术之燥，又以苍术之温燥制玄参之滞腻。两药参合，一润一燥，相互制约，相互促进，建中宫、止漏浊、降低血糖甚妙。

【主　治】

糖尿病。表现为血糖增高者，用之可使降低。若伴有胆固醇增高者，用之也可令其降低。

【常用量】

苍术 10~15 克；玄参 15~30 克。

【经　验】

苍术、元参伍用降低血糖，系施今墨先生之经验，许多人认为治消渴病，不宜用辛燥之苍术。据施老云：用苍术治糖尿病以其有"敛脾精"的作用，苍术虽燥但伍元参之润，可制其短而展其长。根据 1936 年经利彬·李登旁等研究，用苍术浸膏试验于家兔及蟾蜍，证明苍术有抑制血糖作用，其抑制作用以注射后 3 小时为最佳。又有药理研究，用苍术煎剂给家兔灌胃，对四氧嘧啶糖尿病有降低血糖的作用，在给药的 10 天内，血糖不断下降，停药后血糖未见回升；元参试验于家兔证明有使血糖下降的作用，说明施今墨先生应用苍术配元参降血糖是有其科学性的。

二、黄芪　山药

【单味功用】

黄芪（见第 66 页）。

山药（见第 124 页）。

【伍用功用】

黄芪甘温，补气升阳，利水消肿，而偏于补脾阳；山药甘平，补脾养肺，养阴生津，益肾固精，而侧重于补脾阴。二药伍用，一阳一阴，阴阳相合，相互促进，相互转化，共收健脾胃、促运化、敛脾精、止漏浊、消除尿糖之功。

【主　治】

糖尿病，表现为尿糖严重者，用之即可消除。

【常用量】

黄芪 10~30 克；山药 10~30 克。

【经　验】

黄芪、山药伍用，系施老临证经验所得。用于降低尿糖，意即取黄芪的补中益气、升阳、紧腠理之作用，与山药的益气阴、固肾精的功用相合，谓之相互为用，益气生津，健脾补肾，涩精止遗，使尿糖转为阴性也。

祝谌予老师晚年认为山药含淀粉多，对糖尿病不太合宜，故将山药易为生地，常用量为 30 克。二药参合，尚有护阴止血之功，故可治疗溃疡病。

三、绿豆衣　薏苡仁

【单味功用】

绿豆衣即是绿豆的种子皮，故又名绿豆皮。绿豆味甘，性寒。入心、胃经。本品能资脾胃、厚肠胃、润皮肤、和五脏、消水肿、清暑热、解毒热，尤擅清肠胃热毒。绿豆衣体轻气寒，比绿豆更凉，故清热解毒、消暑止渴、利尿、清肠胃热毒更强，用于治疗夏日中暑、口干口渴、心烦不宁等症，又能治疗疮毒痈肿诸症，还能解乌头、巴豆之毒。

薏苡仁又名苡仁、薏仁、米仁。其味甘、淡，性微寒。入脾、胃、肺、大肠经。本品富有滋养，为易于消化的谷类，是健脾补肺之要药。本品能升能降，升少降多，上行清肺热，以使水之上源清净；下行理脾湿，渗利肠胃之湿，用于治疗肺痈、肠痈诸症；生品入药，既能清热渗湿、利水消肿，又祛湿除痹、缓和拘挛，用于治疗水肿、脚气胫肿、小便不利等症；又治湿滞肌表经络、风湿痹痛、肌肉挛急疼痛等症。另外，还能健脾止泻，用于治疗脾虚湿盛之泄泻等症。

【伍用功用】

绿豆衣质轻气寒，善清脏腑经络、皮肤、脾胃之热毒；薏苡仁甘淡渗利，善清肺热、除脾湿，以健脾化湿，利水消肿。二药伍用，益脾胃、促健运，清虚热、解毒热，治消渴益彰。

【主　　治】

糖尿病，表现为上消诸症者宜用。

【常　用　量】

绿豆衣 6~10 克；薏苡仁 10~15 克。

【经　　验】

绿豆衣、薏苡仁伍用，善治糖尿病上消诸症。若口渴、舌燥甚者，伍以天花粉 30 克，其效更佳。

二药相对，常用于治疗肾炎、肾病综合征，它有消肿、降低尿蛋白之功，职是与增加血浆蛋白、活血化瘀作用有关。

四、葛根 丹参

【单味功用】

葛根（见第 48 页）。

丹参又名紫丹参。其味苦，性微寒。入心、心包、肝经。本品味苦色赤，性平而降，入走血分，既能活血化瘀、行血止痛，用于治疗心脉（包括心、心包）瘀阻所引起的冠心病心绞痛，气滞血瘀所致的胃脘痛（多见于溃疡病）、月经困难、痛经、产恶露不尽、瘀滞腹痛等症；又能活血化瘀、祛瘀生新，可用于治疗瘀血所引起的癥瘕积块（包括肝脾肿大、宫外孕等）以及血栓闭塞性脉管炎诸症；还能凉血清心、除烦安神，用于治疗温热病热入营血，以致心烦、不寐等症；也可用于心血不足所致的心悸、失眠、烦躁不安等症。另外，还能凉血消痈，用于治疗痈肿疮毒诸症。

据现代医药研究，丹参内含丹参酮甲、乙、丙，隐丹参酮及两种酚性结晶体（丹参酚甲、丹参酚乙）；另外，还含维生素 E 等。通过动物实验表明，它能扩张冠状动脉，增加血流量，并能降低血糖、降低血压，又有镇静等作用。

【伍用功用】

葛根轻扬升发，能解肌退热，生津止渴，滋润筋脉，扩张心脑血管，改善血液循环，降低血糖；丹参活血祛瘀，化瘀生新，凉血消痈，镇静安神，降低血糖。二药参合，相互促进，活血化瘀，祛瘀生新，降低血糖的力量增强。

【主　治】

糖尿病，表现有瘀血指征（舌质暗，或有瘀点、瘀斑，舌下静脉瘀滞等）者用之最宜。

【常 用 量】

葛根 10~15 克；丹参 10~15 克。

五、玄参　麦冬

【单味功用】

玄参（见第 83 页）。

麦冬（见第 29 页）。

【伍用功用】

玄参咸寒，滋阴降火，软坚散结，清热解毒，清利咽喉；麦冬甘寒，清心润肺，养胃生津，解烦止渴。玄参色黑，偏于入肾；麦冬色白，侧重入肺，又兼走胃。二药伍用，一肾一肺，金水相生，上下既济，养阴生津，润燥止渴甚妙。

【主 治】

1. 糖尿病，表现为津少口干、口渴多饮、舌红少苔等症者。

2. 虚劳诸症，以阴虚为主。

【常 用 量】

玄参 10~30 克；麦冬 10~15 克。

六、知母 黄柏 肉桂

【单味功用】

知母（见第 20 页）。

黄柏（见第 33 页）。

肉桂味辛、甘，性大热。入肾、脾、心、肝经。本品气味纯阳，辛甘大热，善走肝肾血分，大补命门之火，既能温补脾肾阳气、益火消阴，用于治疗肾阳不足致畏寒肢冷、尿频遗尿、阳痿以及脾阳不振致脘腹冷痛、食少便溏等症；又能温通血脉而散寒止痛，用于治疗脘腹冷痛、寒痹腰痛、虚寒痛经诸症；还可用于湿疹、阴疽诸症。

【伍用功用】

知母苦寒，清热泻火，滋肾润燥；黄柏苦寒，清热燥湿，泻火解毒；肉桂辛热温中补阳，散寒止痛。知母润肺滋肾而降火；黄柏泻虚火而坚肾阴。相须为用，清化膀胱湿热，为滋肾泻火之良剂。更有肉桂辛热之品作为中介药物，以引寒达热，滋阴降火，清化下焦湿热蕴结益彰。

【主 治】

糖尿病，表现为"肾消"，也叫"下消"者，症见多尿、小便混浊、如膏如脂等症。

【常 用 量】

知母 6~10 克；黄柏 6~10 克；肉桂 l~1.5 克。

【经　　验】

知母、黄柏、肉桂伍用，出自《兰室秘藏》通关丸，又名滋肾丸。用于治疗热蕴膀胱，尿闭不通，小腹胀满，尿道涩痛。汪昂云："此足少阴药也，水不胜火，法当壮水以制阳光，黄柏苦寒微辛，泻膀胱相火，补肾水不足，入肾经血分。知母辛苦寒滑，上清肺金而降火，下润肾燥而滋阴，入肾经气分，故二药每相须而行，为补水之良剂。肉桂辛热，假之反佐，为少阴引经，寒因热用也。"

我们体会，诸药参合，治糖尿病表现为"下消"者确有实效。肉桂在药对中，起有"中介"作用，亦称沟通作用，可谓用药配伍之技巧也。

第十章　醒脾开胃类

一、鸡内金　丹参

【单味功用】

鸡内金为雉科动物家鸡的干燥砂囊内壁。剖开砂囊，剥下内壁，洗净晒干即可。俗称鸡肫的黄皮。本品味甘，性平。入脾、胃、小肠、膀胱经。本品能健脾益胃、消食化积，是一味强有力的消食之品。它既能助消化而消食积，健脾运而止泻痢，用于治疗脾胃虚弱、饮食停滞、食欲不振、消化不良、反胃吐酸、脘腹胀满以及小儿疳积等症；又能固摄缩尿、涩精止遗，用于治疗小便频数、遗尿、遗精等症。此外，还能化坚消石，用于治疗泌尿系（肾、输尿管、膀胱）结石、胆结石。

丹参（见第 140 页）。

【伍用功用】

鸡内金甘平，生发胃气，健脾消食，固摄缩尿，养胃阴、生胃津，化结石、消瘀积；丹参活血化瘀，祛瘀生新，消肿止痛，养血安神。《医学衷中参西录》云："鸡内金，鸡之胃也。中有瓷石、铜、铁皆能消化，其善化瘀积可知。"《本草汇言》谓："丹参，善治血分，祛滞生新，调经顺脉之药也。"《重庆堂随笔》说："丹参，降而行血，血热而有滞者宜之。"由此可见，鸡内金以化积为主，丹参以祛瘀为要。二药伍用，祛瘀生新，散结化积，开胃口，增食欲，止疼痛之力增强。

【主　　治】

1. 胃、十二指肠球部溃疡，久久不愈，胃阴受损，舌红少苔，唇红口干，食欲不振，胃脘疼痛等症。

2. 热性病后期，津液耗竭，胃阴不足，以致嗳气、吞酸、胃口不开，甚则毫无食欲、进食发愁、舌红少苔等症。

3. 各种癌肿放疗、化疗之后胃阴受损者。

4. 肝、脾肿大诸症。

【常　用　量】

鸡内金 6~10 克；丹参 10~15 克。

【经　　验】

鸡内金是一味健脾益胃、消食化积、祛瘀生新的佳品。根据进化论的观点，凡动物弱于齿者，必强于胃，故鸡的胃消化力甚强，可谓无物不消，无物不化也。

鸡内金入药，有生、炒之分。施老习用生品。为何以生品入药呢？因为生者入药一则不破坏或少破坏其有效成分，二则取其生发之性而养胃阴、生胃津、助消化、祛瘀滞，用于治疗胃、十二指肠溃疡，以及病后胃阴受伤，以致胃口不开，甚则毫无食欲者，屡获良效。

二、鸡内金　麦芽（或谷芽）

【单味功用】

鸡内金（见第 146 页）。

麦芽为大麦的成熟种子经发芽后，低温干燥而得。本品味甘，性平。入脾、胃经。它既能开胃消食、和中消胀，用于治疗食积不消、脘腹胀满、呕吐、泄泻，以及小儿乳食消化不良的吐乳等症；又可下气回乳，用于治疗断乳时乳汁淤积、乳房胀痛等症；还能治疗急、慢性肝炎之肝区作痛、厌食等症。

谷芽为稻或粟谷的成熟果实（南方用稻，北方用谷），经发芽后，低温干燥而得。本品味甘，性平。入脾、胃经。能健脾开胃、消食和中，用于治疗宿食不化、脘闷腹胀、泄泻、不思饮食等症。

麦芽、谷芽的功效类同，均有启脾进食、宽中消积、和胃补中之功，故二者常常相须为用，以增强疗效。但麦芽消食力强，谷芽和养功胜；麦芽力猛，谷芽力缓；麦芽消面食，谷芽消米食。至于临床上的取舍，应以患者平日以面食为主，还是以米食为主，给予灵活选用，前者宜选麦芽，后者宜用谷芽，若米、面食各半，可二者同用，其效更彰。

【伍用功用】

鸡内金生发胃气，健脾消食；谷、麦芽舒肝解郁，启脾开胃。二药伍用，启脾之力倍增，以生发胃气，舒调肝气，开胃口、增食欲。

【主　治】

1. 脾胃虚弱，消化不良，食欲不振等症。
2. 久病之后，胃气不苏，不饥少纳，或毫无食欲等症。

【常　用　量】

鸡内金 6~10 克；麦芽（或谷芽）10~15 克。

【经　验】

鸡内金、麦芽（或谷芽）伍用，施老习用生品。有关鸡内金用生品之理前贤已论及，不再赘述。至于谷芽、麦芽也用生品，其用意是取其生发之气，以舒肝气、和胃气、生津液、养胃阴、开胃口、增食欲。另外，生品入药，尚能保持药物的有效成分，以增强疗效。尝治消化系统病，如慢性胃炎，萎缩性胃炎，胃、十二指肠球部溃疡，或热性病后期和各种癌肿放疗、化疗后的胃阴受损，胃气大伤，以致食欲不振者，均可取得满意效果。

三、乌梅　木瓜

【单味功用】

乌梅为梅树未成熟的果实（青梅）经加工蒸制，待变为乌黑色即成。其味酸、涩，性平。入肝、脾、肺、大肠经。本品味酸而涩，为清凉收涩之品。它既能敛肺涩肠、和胃生津，又有止咳、止泻、止血、止渴之功，又因"蛔得酸则伏"，故可安蛔止呕，用于治疗肺虚久咳、久泻久痢、虫积腹痛、胆道蛔虫症、大便下血、崩漏不止、烦热口渴、胃酸缺乏、食欲不振等症。

木瓜为海棠的成熟果实。本品实小如瓜，味酸得木之正气，故名木瓜。其味酸，性温。入肝、脾经。木瓜酸温气香，酸能入肝，以舒筋活络，温香入脾，能醒脾和胃化湿、生胃津、助消化，用于治疗湿痹脚气、足胫肿大、腰膝酸痛、关节肿痛、筋挛足痿、夏月伤暑、饮食不调、霍乱吐泻、腿肚转筋等症；还治胃阴不足、胃酸过低、口干口渴、食欲不振等症。

【伍用功用】

乌梅味酸，清凉生津，益胃止渴；木瓜酸温，和肝脾、生胃津、助消化。二药伍用，其功益彰，疏肝和胃，理脾化湿，养胃阴、生胃津、开胃口、增食欲之力增强。

【主　治】

1. 温热病后，气阴两伤，饮食乏味等症。

2. 慢性胃病，胃阴受损，以致口干少津、食欲不振、舌红、脉细等症。

3. 慢性胃炎，胃、十二指肠溃疡，胃酸缺乏、食欲不振等症。

【常用量】

乌梅 6~10 克，若取乌梅肉入药时，可用 3~6 克；木瓜 6~10 克。

【经　验】

乌梅、木瓜伍用，出自《临证指南》。叶天士创脾胃之疾养胃阴之说，观其立论云："纳食主胃，运化主脾。脾宜升则健，胃宜降则和。"又云："太阴湿土，得阳始运，阳明阳土，得阴则安。以脾喜刚燥，胃喜柔润也。"叶氏养胃阴者，取甘平或甘凉之品，药用石斛、麦冬、生白芍、沙参、生白扁豆、乌梅之类，以使津液来复，通降和合，即宗《内经》所谓六腑者，传化物而不藏，以通为用之理也。

施老遵叶氏之法，在辨证施治精神的指导下，对热性病后期，消化系统疾病（如萎缩性胃炎，胃、十二指肠溃疡），表现为不饥少纳，或不饥不纳，口干，舌红少苔、欠润，脉细数者，在养胃阴的基础上，加上生发胃气之品，诸如乌梅、木瓜、生谷（麦）芽、生内金之类，其效更著。尝治一男性胃溃疡患者，久治不效，故行胃大部切除术，术后年余，仍然纳谷不佳，甚则毫无食欲，见食发愁。患者形体瘦弱，舌红无苔，六脉细弱，拟以生内金、紫丹参、生谷芽、生麦芽、木瓜、乌梅、生白芍、佩兰叶、节菖蒲诸药调治，药服十余剂，饮食倍增，体力好转。可见药证相符，数剂而愈。

四、佩兰　石菖蒲

【单味功用】

佩兰（见第 38 页）。

石菖蒲（见第 91 页）。

【伍用功用】

佩兰清暑辟浊，和中化湿，醒脾开胃；石菖蒲益神健脑，开窍除痰，化湿开胃。二药伍用，相互促进，芳香化浊，启脾开胃，增进食欲的功效增强。

【主　　治】

湿阻中焦，脾胃运化失职，以致胸腹闷胀、恶心呕吐、食欲不振、口中甜腻、泄泻、舌苔白腻等症。

【常 用 量】

佩兰 6~10 克，鲜品加倍；石菖蒲 6~10 克，鲜品 10~15 克。

【经　　验】

佩兰、石菖蒲伍用，施老亦习用鲜品，因其鲜品气味芳香浓郁，有效成分含量亦高，故芳香化湿，醒脾和中，开胃增食之力益彰。

五、厚朴花　代代花

【单味功用】

厚朴花味苦、辛,性温。本品气味辛香,具有生发之气,能宽胸理膈、化湿开郁、降逆理气,用于治疗肝胃气滞所致胸膈胀闷、不思饮食、恶心呕吐、胃脘疼痛等症。

代代花又名玳玳花。其味甘,微苦。本品香气浓郁,具有生发之气,能疏肝和胃、理气宽胸、开胃止呕,用于治疗胸中痞闷、脘腹胀痛、呕吐、少食等症。

【伍用功用】

厚朴花利湿宽中,化湿解郁,健胃止痛;代代花理气宽胸,疏肝和胃,开胃止呕。厚朴花为木兰科植物厚朴或凹叶厚朴的花蕾,代代花为芸香科植物代代花的花蕾。二药伍用,相互促进,香气浓郁,生发之性倍增,芳香化浊,理气宽中,醒脾开胃,增进食欲之力益彰。

【主　治】

肝郁气滞,脾胃不和,胸胁胀痛,胃脘胀满、疼痛,恶心呕吐,不思饮食等症。

【常用量】

厚朴花 3~6 克;代代花 3~6 克。后下煎服。

【经　验】

厚朴花为木兰科植物厚朴或凹叶厚朴的花蕾。代代花为云香科植物代代花的花蕾。前者为棕红色,后者为黄白色。二者均是香气浓郁之品,具有生发之性,相伍为用,芳香化浊,理气宽胸,醒脾开胃,增进食欲的力量增强。施老生平善治胃肠病,每遇临证处方之际,常常运用厚朴花、代代花,或取玫瑰花、代代花，以起画龙点睛之妙用。

六、玫瑰花　代代花

【单味功用】

玫瑰花为蔷薇科直立灌木玫瑰的花蕾。其味甘、微苦，性温。入肝、脾二经。本品色紫、鲜艳，香气浓郁。其气清而不浊，其性和而不猛，柔肝醒胃，行气活血，宣通窒滞而绝无辛温刚燥之弊，实属理气解郁、和血散瘀之良药。用于治疗肝胃气痛、新久风痹、吐血咯血、月经不调、赤白带下、痢疾、乳痈、肿毒等症。

代代花（见第152页）。

【伍用功用】

玫瑰花理气解郁，和血散瘀；代代花理气宽胸，疏肝和胃，开胃止呕。玫瑰花偏走血分，以和血散瘀为主；代代花偏入气分，以理气散结为要。二药伍用，一气一血，气血双调，芳香化浊，醒脾开胃，理气止痛的力量增强。

【主　治】

1. 肝胃不和，气机失调，以致胸闷不舒，心下痞满，两胁胀闷、疼痛、痛引胃脘，纳呆、不思饮食等症。

2. 妇女月经不调，赤白带下等症。

【常用量】

玫瑰花3~6克；代代花3~6克。后下煎服。

厚朴花、代代花与玫瑰花、代代花，均可治疗肝郁气滞、脾胃不和之证。前者以气滞为主，后者兼见血瘀，用时宜审。

施老经验，诸花入药者，均宜后下，否则，有效成分即被破坏以致影响治疗效果。

第十一章 健脾和胃、降逆止呕类

一、苍术　白术

【单味功用】

苍术（见第 136 页）。

白术以浙江于潜所产品质最佳,故又名于术。本品味甘、苦、微辛,性温。入脾、胃经。临床运用,有生、炒之别。生品入药,取其健脾之功而少燥气;炒后入药,是为增强燥湿之力。本品甘温补中,苦温燥湿。本品既能补脾益气,治脾胃虚弱致消化不良、食少吐泻、体倦无力等症;又能燥湿利水,治脾不健运、水湿内停致痰饮水肿、脘腹胀满等症;还能固表止汗,治脾胃衰弱、表虚自汗等症。

【伍用功用】

苍术健脾平胃,燥湿化浊,升阳散郁,祛风湿;白术补脾燥湿,益气生血,和中安胎。苍术苦温辛烈,燥湿力胜,散多于补,偏于平胃燥湿;白术甘温性缓,健脾力强,补多于散,善于补脾益气,止汗。二药伍用,一散一补,一胃一脾,中焦得健,脾胃纳运如常,水湿得以运化,不能聚而为患,入则康复无恙。

【主　　治】

1. 脾胃不健,纳运无常,以致消化不良、食欲不振、恶心、呕吐等症。

2. 湿阻中焦,气机不利,胸脘满闷,呼吸不畅诸症。

3. 湿气下注,水走肠间,症见腹胀、肠鸣、泄泻等症。

【常 用 量】

苍术 6~10 克；白术 10~15 克。

【经　　验】

苍术、白术伍用，出自《张氏医通》，用以治疗脾虚痰食不运。笔者尝治慢性肝炎，表现为脾胃虚弱、纳运失职致脘腹胀满、恶心呕吐，甚或下肢微肿者，屡用每收良效。若午后腹胀较甚者，参合小乌附汤（乌药、香附），则行气消胀之力益彰，尚无耗散正气之弊。

施老临证处方时，苍术、白术习惯用炒品，一则可去其燥，二则能增强健脾之功。

二、半夏曲　建神曲

【单味功用】

半夏曲（见第 97 页）。

建神曲又叫范志曲。系六神曲（杏仁泥、赤小豆、辣蓼草、青蒿、面粉、苍耳草等药末混合后经发酵而成）加厚朴、木香、青皮、槟榔、葛根、茯苓、柴胡、桔梗、荆芥、前胡、香附、羌活、紫苏、薄荷、独活、茅术、木通、香薷、泽泻、白芥子、丁香、豆蔻、甘草、麻黄、川芎、木瓜、沉香、苏子、肉果、檀香、砂仁、草果、秦艽、白芷、陈皮、莱菔子、半夏、麦芽、谷芽、山楂、生姜而制成，并不发酵。

建神曲能消食和中，健脾和胃，用于治疗感冒风寒、食滞胸闷等症。

【伍用功用】

半夏曲和胃降逆，燥湿化痰；建神曲健脾理气，消食和中。二药伍用，健脾和胃，和中降逆，理气快膈，消食除满力彰。

【主　治】

脾胃虚弱，健运无权，症见消化不良、食欲不振、心下逆满、脘腹胀痛、胃中嘈杂、嗳气呕逆等症。

【常用量】

半夏曲 6~10 克；建神曲 6~10 克。同布包煎。

三、半夏曲　沉香曲

【单味功用】

半夏曲（见第 97 页）。

沉香曲由沉香、木香、厚朴、砂仁、豆蔻、郁金、青皮、枳壳、谷芽、麦芽、白芷、防风、葛根、前胡、桔梗、陈皮、乌药、槟榔、藿香、檀香、羌活、甘草等药组成，诸药共研细末，用面粉 20%~25% 打糊，与药粉充分拌搅和匀，用模型压成小块备用。

沉香曲能疏表化滞，疏肝和胃，用于治疗肝胃气滞所致胸闷脘胀、胁肋作痛、呕吐吞酸等症。

【伍用功用】

半夏曲和胃止呕，燥湿化痰，消痞散结，下气宽中；沉香曲疏肝和胃，行气消胀，化滞，止痛。二药伍用，疏肝和胃，健脾燥湿，行气止痛，化滞消胀益彰。

【主　　治】

脾胃不健，消化不良，气机不畅，脘腹胀痛等症。

【常 用 量】

半夏曲6~10克；沉香曲6~10克。同布包煎。

【经　　验】

半夏曲、建神曲与半夏曲、沉香曲均可治疗脾胃虚弱、健运无权、消化不良等症。但前者健脾和中力胜，后者健脾消胀力强，用时宜审。

四、白术　鸡内金

【单味功用】

白术（156页）。

鸡内金（见第146页）。

【伍用功用】

白术甘温补中，苦温燥湿，能补脾燥湿，益气生血，和中消滞，固表止汗，安胎；鸡内金甘平无毒，可生发胃气，养胃阴，生胃津，消食积，助消化，还可固摄缩尿，化结石。二药伍用，白术偏于补，鸡内金善于消。白术多用、久服有壅滞之弊，故与鸡内金伍用，其弊可除。二药相合，一补一消，补消兼施，健脾开胃之力更彰。

【主　治】

脾胃虚弱，运化无力，食欲不振，食后不消，痰湿内停，脘腹胀满，倦怠无力，或泄泻等症。

【常用量】

白术 9~10 克；鸡内金 6~10 克。

【经　验】

施老临证处方时，习惯以焦白术、生内金伍用。白术炒焦，意即加强健脾止泻作用；鸡内金多取生品，目的是为保持其有效成分，以增强治疗作用。

五、枳实　白术

【单味功用】

枳实味苦、辛、微酸，性微温。其入脾、胃经。本品苦寒降气，长于破滞气、行痰湿、消积滞、除痞塞，为脾胃气分之药。用于治疗积滞内停、气机受阻、脾失健运、水湿痰饮为患，症见胸胁胀痛、心下痞满、食欲不振、大便不调甚则便秘，以及泻痢、后重等症。另外，枳实还能治疗胃下垂、子宫脱垂、脱肛等症。

白术（见第 156 页）。

【伍用功用】

枳实辛散温通，破气消积，泻痰导滞，消痞止痛；白术甘温补中，补脾燥湿，益气生血，和中消滞，固表止汗。枳实辛散性烈，以泻为主；白术甘缓补中以补为要。枳实以走为主，白术以守为要。二药参合，一泻一补，一走一守，一急一缓，相互制约，相互为用，以达补而不滞，消不伤正，健脾强胃，消食化积，消痞除满之功。

【主　治】

1. 脾胃虚弱，消化不良，饮食停滞，腹胀痞满，大便不爽等症。

2. 肝脾肿大，内脏弛缓无力，胃下垂，子宫脱垂，脱肛等症。

【常用量】

枳实 5~10 克；白术 10~15 克。

【经　验】

枳实、白术伍用，出自《金匮要略》枳术汤，治水饮停滞于胃，心下坚，大如盘，边如旋杯者。

张洁古以白术 60 克、枳实 30 克组方，名曰枳术丸，治胃虚湿热，饮食壅滞，心下痞闷等症。李杲曰："白术苦甘温，其味苦除胃中之湿热，其甘温补脾家之元气，多于枳实一倍。枳实味苦温，泄心下痞闷，消胃中所伤"。《医宗金鉴》谓："枳实破结气，白术除水湿，李杲以补为主，然一缓一急，一补一泻，其用不同，只此多寡转换之间。"

笔者体会，枳实、白术用药分量的多寡，临证之际，应详尽辨证，审因增损，若体壮新病者，则以枳实为主，白术为辅；反之体弱久病，脾虚胃弱，消化无力者，应以白术为主，枳实为辅，否则易伤人也。

另外，枳术汤与枳术丸的运用亦有法度。《张氏医通》云："金匮治水肿心下如盘，故用汤以荡涤之；东垣治脾不健运，故用丸以缓消之；二方各有深意，不可移易。"

施老临证处方时，枳实、白术习惯以同炒伍用，一则可缓其性，二则能增强疗效。

六、白术　茯苓

【单味功用】

白术（见第 156 页）。

茯苓又名云苓。其味甘，性平。入心、肺、脾、胃、肾经。本品甘淡而平，甘则能补、淡则能渗，既能扶正又能祛邪，功专益心脾、利水湿，且补而不峻、利而不猛，故为健脾渗湿之要药。用于治疗脾虚运化失常，水湿内蕴，症见食少脘闷、便溏泄泻，或痰饮停滞、咳逆胸闷，或小便不利、水肿等症；还能宁心安神，用于治疗心悸、失眠等症。

【伍用功用】

白术甘温补中，补脾燥湿，益气生血，和中消滞，固表止汗；茯苓甘淡渗利，健脾补中，利水渗湿，宁心安神。白术以健脾燥湿为主；茯苓以利水渗湿为要。二药伍用，一健一渗，水湿则有出路，故脾可健、湿可除、肿可消、饮可化，诸恙悉除。

【主　　治】

1.脾虚不运,痰饮内停,水湿为患,饮停心下,振振有声,头晕目眩,痞满吐泻,食欲不振,以及脾虚小便不利、水肿等症。

2.梅尼埃病可用。

【常　用　量】

白术 10~15 克；茯苓 10~15 克。

【经　　验】

茯苓、白术伍用，名曰茯苓汤，出自《景岳全书》，治湿热泄泻或饮食泄泻。

茯苓、白术伍以桂枝、甘草,名曰苓桂术甘汤,用于治疗痰饮病,胸胁支满,心悸目眩,或短气而咳,大便溏,口不渴,舌苔白滑,脉弦滑等症。尝治一妇人,久罹慢性泄泻,每日大便 3~5 次,近半年来,又增眩晕(梅尼埃病),治之不愈,投以茯苓 30 克、白术 15 克、桂枝 10 克、甘草 6 克为治。药服 3 剂,病去一半,又进 5 剂,眩晕未再发作,大便恢复正常,观察半年余,几如常人。

七、半夏 竹茹

【单味功用】

半夏(见第 61 页)。

竹茹又名竹皮,淡竹的茎除去外皮后刮下的中间层晒干即可。其味甘,性微寒。入肺、胃、胆经。本品味甘而淡,气寒而滑,既能清肺燥、清化痰热、清热除烦,用于治疗肺热咳嗽、咯痰黄稠,以及痰火内扰致心烦不安、失眠等症;又能清胃热、止呕吐,用于治疗胃热呕吐,表现为口有臭气、喜寒畏热、呕出酸苦物、舌苔黄腻(可见于急性胃炎、妊娠呕吐以及热性病过程中的反应)。此外,亦可用于治疗胃寒呕吐,但须姜制入药,以便增强温胃散寒、和胃止呕之力。

【伍用功用】

半夏降逆止呕,燥湿化痰,消痞除满;竹茹清热止呕,下气消痰。半夏性温偏热,善化湿痰而止呕;竹茹性偏于凉,长于清利热痰而止呕。二药参合,一热一寒,相互为用,健脾燥湿,和胃止呕力彰。

【主 治】

1. 脾胃不和,胃气上逆,以致恶心、呕吐、呃逆等症。

2. 痰浊为患，症见眩晕、虚烦不眠等症。

3. 妊娠呕吐诸症。

【常用量】

半夏6~10克；竹茹6~10克。

【经　　验】

半夏、竹茹伍用，施老习惯用姜制之品，以增强温中散寒止呕之力也。

八、枳实　竹茹

【单味功用】

枳实（见第160页）。

竹茹（见第163页）。

【伍用功用】

枳实辛散温通，降气消痰，散结除痞；竹茹甘凉清降，下气消痰，清热止呕。二药伍用，相得益彰，和胃降逆，清热止呕，消积化痰，宽中利膈之力增强。

【主　　治】

胃热痰盛，胃气上逆，恶心呕吐，胸脘满闷等症。

【常用量】

枳实3~6克；竹茹6~10克。

九、瓦楞子　半夏曲

【单味功用】

瓦楞子为海产软体动物蚶的贝壳。其壳似瓦屋之垄,故又名瓦垄子。其味咸、甘,性平。入肺、胃、肝经。本品咸平,善走血分,能破血结、消痰滞而软坚散结,用于治疗胸膈痰积、痰涎稠黏不易咯出,以及痰核、瘿瘤诸症;又治癥瘕痞块(包括肝脾肿大以及消化道肿瘤)。另外,还能祛瘀散结、止痛、制酸,用于治疗气滞血瘀致胃脘刺痛、反胃吐酸(类似胃、十二指肠溃疡病)等症。

半夏曲(见第97页)。

【伍用功用】

半夏曲健脾和胃,降逆止呕,燥湿化痰,消痞散结;瓦楞子软坚化痰,散瘀定痛,和胃止酸。半夏曲突出一个燥字,瓦楞子侧重一个化字。半夏曲以降为主,瓦楞子以清为要。二药伍用,一燥一化,一降一清,和胃止酸,健脾散结,消胀止痛之功效增强。

【主　治】

1. 痰湿内阻,气机失调,郁而化热,胃失和降,以致嗳气、吞酸嘈杂、胃脘痞闷、疼痛等症。

2. 各种胃病,凡胃酸过多、嗳腐吞酸者,均宜使用。

【常用量】

瓦楞子 10~15 克,打碎先煎;半夏曲 6~10 克,布包煎服。

十、黄连 吴茱萸

【单味功用】

黄连（见第 76 页）。

吴茱萸又名吴萸。其味辛、苦，性大热，有小毒。入肝、脾、胃、肾经。本品辛散苦降，性热燥烈，既能温中散寒、降逆止呕，用于治疗脾胃虚寒致脘腹冰冷、呕吐涎沫、嗳气吞酸、食欲不振、消化不良等症；又能疏肝解郁、行气消胀、散寒止痛。李杲说："浊阴不降，厥气上逆，膈寒胀满，非吴茱萸不可治也。"故为治疗胸膈痞塞、胁肋胀满、脘腹冷痛之佳品，还可治疗厥阴头痛（症见头顶疼痛、干呕、吐涎沫、四肢厥冷等）、少腹疝痛、脚气疼痛、经行腹痛以及虚寒久泻等症。

【伍用功用】

黄连清热燥湿，泻火解毒，清心除烦；吴茱萸温中散寒，下气止痛，降逆止呕，杀虫。黄连苦寒泻火，直折上炎之火势；吴茱萸辛散温通，开郁散结，降逆止呕。二药伍用，有辛开苦降，反佐之妙用。以黄连之苦寒，泻肝经横逆之火，以和胃降逆；佐以吴茱萸之辛热，从类相求，引热下行，以防邪火格拒之反应。共奏清肝和胃制酸之效，以治寒热错杂诸症。

【主　治】

1. 肝郁化火，胃失和降，以致胁肋胀痛、呕吐吞酸、嘈杂嗳气、口苦、舌红苔黄、脉象弦数等症。

2. 急性胃炎，慢性胃炎，胃、十二指肠球部溃疡诸症。

3. 湿热下痢、细菌性痢疾、急性肠炎、慢性肠炎诸症。

【常　用　量】

黄连 1.5~5 克；吴茱萸 1.5~5 克。

【经　　验】

黄连、吴茱萸伍用，出自《丹溪心法》左金丸。治肝经火郁，致吞吐酸水，左胁作痛，少腹筋急为疝。

肝为风木之脏，气行于左，应受肺金的克制，方不致过亢而正常生化。本方用黄连泻心火，使心火不克肺金，肺金不受克，方能有力制约肝木，肝（左）得肺（金）制所以叫左金丸。《医宗金鉴·删补名医方论四》说："胡天锡曰：左金丸独以黄连为君，从实则泻其子之法，以直折其上炎之势；吴茱萸从类相求，引热下行，并以辛燥开其肝郁，惩其扞格，故以为佐。然必本气实而上下虚者，庶可相宜。左金者，木从左而制从金也。"

黄连、吴茱萸各等分，张景岳命名为黄连丸。用于治疗肠红便血（大便出血）、痔疮肿痛等症。还用于治疗肝火胁肋刺痛，或发寒热，或头目作痛，淋秘泄泻，一切肝火诸症。

施老认为，寒热错杂之证，临证之际颇为多见，但寒热的比重，却是千变万化，故用药的分量，也应随着寒热的变化而增损：如热较甚者，多取黄连，少佐吴茱萸；反之寒甚者，则多用吴茱萸，少取黄连；若寒热等同，则二者各半为宜。

十一、左金丸　血余炭

【单味功用】

左金丸由吴茱萸与黄连组成，它的含义是什么？汪昂云："此足厥阴药也，肝实则痛，心者肝之子，实则泻其子，故用黄连泻心清火为君，使火不克金，金能制木，则肝木平矣；吴茱萸辛热，能入厥阴（肝），行气解郁，又能引热下行，故以为反佐。一寒一热，寒者正治，热者从治（以热治热，从其性而治之，亦曰反治），故能相济以立功也。肝居于左，肺居于右，左金者谓使金令得行于左而平肝也。"

左金丸既能清泻肝火、和胃降逆制酸，用于治疗肝气郁结、郁久化火致胁肋胀痛、呕吐吞酸、嘈杂嗳气等症；又能厚肠止泻，用于治疗急性肠炎、慢胜肠炎、痢疾诸症。

血余炭是人的头发，经加工煅成的块状物。其味苦，性微温。入肝、肾。本品能止血散瘀、补阴利尿，用于治疗吐血、衄血、尿血、便血、崩漏、血痢、小便不通等症。施老认为，本品还有解毒防腐，保护胃肠黏膜，促进炎症的吸收、溃疡面的愈合等作用，故能厚肠止泻，用于治疗急慢性肠炎、痢疾等症，均有良效。

【伍用功用】

左金丸疏肝泻火，和胃止酸，厚肠止泻；血余炭厚肠止泻，散瘀止血，补阴利尿。二药伍用，相得益彰，疏肝和胃，泻火制酸，解毒防腐，厚肠止泻，散瘀止血。

【主　　治】

1.肝郁化火，以致胁肋胀痛、呕吐吞酸、嘈杂嗳气、口苦纳呆、胃脘疼痛（胃、十二指肠溃疡均宜使用）等症。

2.急性肠炎、慢性肠炎、痢疾诸症。

【常用量】

左金丸 6~10 克；血余炭 6~10 克。同布包煎。

【经　　验】

左金丸、血余炭伍用，除用于治疗胃、十二指肠溃疡之外，更多用于急性肠炎、慢性肠炎、急性痢疾、慢性痢疾、溃疡性结肠炎。施老经验，凡肠黏膜有损害，或有剥脱者，均宜使用。吾侪曾伍以地榆炭、苍术炭、山楂炭、陈皮炭、生地炭、全当归、香附米、台乌药、益元散，治疗急性细菌性痢疾多例，均以2~4剂而愈。

十二、干姜 黄连

【单味功用】

干姜（见第118页）。

黄连（见第76页）。

【伍用功用】

干姜辛热，温中散寒，回阳通脉，温肺化痰；黄连苦寒，清热燥湿，泻火解毒，清心除烦。干姜辛开温通，黄连苦寒降泄。二药参合，辛开苦降，一温散、一寒折，除寒积、清郁热，止呕逆、制泛酸，和胃泻脾开结甚妙。

【主　　治】

1. 寒热错杂，气机不畅，以致胃脘疼痛、呕吐吞酸、嘈杂嗳气等症。

2. 泄泻、痢疾诸症。

【常　用　量】

干姜1.5~10克；黄连3~5克。

【经　　验】

干姜、黄连伍用，出自《伤寒论》半夏泻心汤。治心下痞满疼痛。

干姜、黄连所用的剂量多少，应以详细辨证为转移：若热多寒少，则多用黄连，少佐干姜；如热少寒多，则多用干姜，少佐黄连；寒热等同者，则黄连、干姜各半。

十三、丁香　柿蒂

【单味功用】

丁香为桃金娘科常绿乔木丁香树的花蕾及果实。其花蕾叫公丁香，气香力足，功效较佳；其果实称为母丁香，气味较淡，功效较弱，所以临床上以公丁香应用较多。其味辛，性温。入肺、胃、脾、肾经。本品气味芳香，辛散温通，既能暖脾胃、散寒止痛、降浊气之上逆，以止虚寒呃逆，用于治疗脘腹冷痛、呃逆、呕吐等症；又能温肾助阳，以治男子肾虚阳痿、女子阴冷、寒湿带下等症。

柿蒂为柿树果实的果蒂。其味苦、涩，性平。入肺、胃经。本品酸敛苦降，善降气逆，为止呃逆之专药。用于治疗胃寒气滞所引起的呃逆、反胃、呕哕。

【伍用功用】

丁香辛温，温中降逆，下气止痛，温肾助阳；柿蒂苦涩，降气止呃。丁香以升散为主，柿蒂以涩敛下行为要。二药伍用，一散一敛，一升一降，相互制约，相互为用，温中散寒，和胃降逆，止呃逆甚妙。

【主　　治】

1. 胃寒呃逆诸症。
2. 脾胃虚寒，胃气上逆，呕吐等症

【常 用 量】

丁香 1.5~6 克；柿蒂 6~10 克。

【经　　验】

丁香、柿蒂伍用，出自《济生方》柿蒂汤。治疗胸满呕吐，呃逆不止。清·黄宫绣《本草求真》说："柿蒂味苦气平，虽与丁香同为止呃之味，然一辛热一苦平，合用深得寒热兼济之妙。如系有寒无热，则丁香在所必用，不得固执从治，必当佐以柿蒂。有热无寒，则柿蒂在所必需，不得泥以兼济之必杂以丁香。是以古人用药，有合数味而见效者，有单用一味而见效者。要使药与病对，不致悖谬而枉施耳。"笔者认为黄氏之说有理，"要使药与病对"为治病的关键，丁香与柿蒂参合，适用于寒热错杂的呃逆，临证不可不辨，否则无效。若兼虚者，伍以人参（党参代之亦可）、生姜，其效更佳。

十四、橘皮　竹茹

【单味功用】

橘皮（见第 89 页）。

竹茹（见第 163 页）。

【伍用功用】

橘皮辛温，理气健脾，和胃降逆；竹茹甘寒，清热止呕，下气消痰。二药伍用，一温一寒，温清相济，和胃降逆，除胃中寒热甚妙。

【主　　治】

1. 脾胃虚弱，气机不调，寒热错杂，脘腹胀满，恶心呕吐，呃逆等症。

2. 妊娠恶阻诸症。

【常 用 量】

橘皮 6~10 克；竹茹 6~10 克。

【经　　验】

橘皮、竹茹伍用，出自《金匮要略》橘皮竹茹汤。治疗久病体弱，或胃有虚热，气逆不降而致呃逆或干呕等症。

清代张石顽曰："呃逆在辨寒热，寒热不辨，用药立毙。"张氏之说，颇为重要。丁香、柿蒂与橘皮、竹茹同，可治疗呃逆，前者适用于偏寒性者，后者宜用于偏热性者，临证不可不辨，否则投药无效。

十五、苍术　白脂麻

【单味功用】

苍术（见第 136 页）。

白脂麻又叫白油麻，为胡麻科一年生草本植物的种子。其味甘，性寒，无毒。入肺、脾、心经。本品质润多油，善于润燥润肠、补肝肾、行风气、通血脉、润肌肉，是一种良好的补虚润燥之品。用于治疗呕哕不止、虚劳、小儿头上诸疮等症。

【伍用功用】

苍术性温而不燥，健脾平胃，燥湿化浊，升阳散郁，祛风湿；白脂麻多脂而润，补虚润燥，补肝肾，通血脉。二药伍用，以白脂麻之润制苍术之燥，可谓一燥二润，相互制约，互制其短而展其长，润燥降逆甚妙。

【主　治】

呃逆，证属脾胃虚弱、津液不足、胃气上逆呃逆频频者。

【常用量】

苍术 6~10 克；白脂麻 15~30 克，研碎煎服。

【经　验】

根据施今墨先生之经验，亦可单取白脂麻 15~30 克，研为细末，用滚开水浸泡半小时服下，仍有显效。刘宗厚曰："呃逆有虚有实，有火有痰，有水气，不可专作寒论。"苍术、白脂麻伍用，适用于虚证是也，切不可妄投。尤其对于胃气将败、呃逆不止，用之甚宜。

呃逆一证，辨证准确实属重要。曾遇一风湿性心脏病男性患者，突然呃逆半月余不解，曾投以旋覆花代赭石汤、丁香柿蒂汤、橘皮竹茹汤等，未见少效，详查病情，知是气机不调之故，拟柴胡疏肝散加味，主取柴胡、杭白芍、川芎、陈皮、香附、薤白、杏仁、桔梗、枳壳、甘草，药服 3 剂，呃逆顿除，观察半年，未见再发。

十六、马宝　沉香

【单味功用】

马宝为马科动物马的胃肠道或膀胱中的结石。其味甘、咸，性平。入心、肝经。本品既能清肝镇惊，以治高热动风、癫狂等症，又善于化痰，用于治疗咳嗽痰多等症。

沉香为沉香树含树脂的木材。本品气香，置于水中则下沉而得名。其味辛、苦，性温。入脾、胃、肾经。沉香辛苦芳香，功专行散，能醒脾开胃、祛湿化浊、行气止痛，用于治疗脾胃虚寒、呃逆、呕吐等症；又因本品质体沉重，落水不浮，性专下降，可直达下焦，入于肾经，而引上逆之气归之于下，善治虚喘气逆等症。另外，还能温中散寒、理气止痛，用于治疗气滞胸腹闷、疼痛等症。

【伍用功用】

马宝清肝镇静（惊），化痰，解毒，平上逆之气；沉香降气平喘，温肾助阳，温中止痛。马宝镇静平上逆之气为主；沉香善于下降，直达入肾，能引逆上之气归于下为要。二药伍用，降逆之功倍增。

【主　　治】

1. 呃逆诸症。
2. 可试治食道癌诸症。

【常　用　量】

马宝0.3~0.9克，研为细末，吞服。沉香1.5~3克。入煎剂时应予后下为宜，以免有效成分挥发而降低药效。研为细末吞服，每次服0.6~0.9克。

【经　　验】

根据施今墨先生的经验，临床上习惯于马宝、沉香各等分，研为细末，每服0.9~1.5克，白开水冲服，日服2次。

第十二章　泻下通便类

一、大黄　芒硝

【单味功用】

大黄又名川军。其味苦，性寒。入脾、胃、大肠、肝、心包经。本品大苦大寒，其性沉而不浮，其用走而不守，其力猛而下行，它能荡涤胃肠实热，清除燥结、积滞，为苦寒攻下之要药。用于治疗温热病的中期或极期，出现的热积便秘、胸腹胀闷、高热不退、神昏谵语、口干口渴、舌苔老黄等实热之证；又治寒积便秘（寒邪影响肠胃，致使排便不畅，粪便积结在里，即所谓阴寒结聚）、热泻下痢（类似急性肠炎、细菌性痢疾等）；又能清热解毒、凉血止血、利胆退黄，用于治疗热毒疮疡、烫伤、火伤、吐血、衄血、风火赤眼、咽喉肿痛等实火上炎之证，湿热黄疸（类似急性胆囊炎、急性病毒性肝炎、新生儿溶血症等）；还能活血化瘀，用于治疗产后瘀血腹痛、血瘀经闭，以及跌打损伤、瘀阻作痛者。另外，还能治疗胃痛泛酸、胃部烦热等症。

芒硝味苦、辛、咸，性大寒。入胃、大肠、三焦经。本品辛可润燥，咸能软坚，苦可下泄，大寒能除热，它既能润燥通便、荡涤三焦肠胃之实热积滞，用于治疗内热炽盛而引起的痞（上腹部硬闷）、满（腹部胀满）、燥（粪燥且坚）、实（热积便秘）等症，还可治疗急性肠梗阻（主要是动力性肠梗阻）。芒硝外用，尚有清热消炎、消肿止痛之功，可用于治疗腹中痞块（类似化脓性阑尾炎）、皮肤疮肿，以及咽喉肿痛、目赤肿痛。

【伍用功用】

大黄苦寒荡涤通下，泻火凉血，攻积导滞，逐瘀通经，利胆退黄；芒硝咸寒软坚，润燥通便，清热泻火，荡涤内热实积，停瘀宿食。二药伍用，相互促进，泻热导滞，攻下破积，通便除满之力增强。

【主　治】

1. 胃肠实热积滞，症见大便秘结、积食不下、腹痛痞满等症。

2. 热结便秘、壮热、神昏、谵语、苔黄等症。

3. 习惯性便秘。

【常用量】

大黄3~10克，后下煎服；芒硝10~15克，也可兑入药汁内，或开水溶化后分服。

【经　验】

大黄、芒硝伍用，出自《伤寒论》大承气汤。主治热盛便秘，腹胀满，烦躁谵语，口干，舌苔焦黄起刺，脉沉实有力等症。

柯琴云："仲景欲使芒硝先化燥屎，大黄继通地道。"《医宗金鉴》谓："经曰：热淫于内，治以咸寒；火淫于内，治以苦寒。君大黄之苦寒，臣芒硝之咸寒，二味并举，攻热泻火之力备矣。"

据现代医学文献报道，芒硝中的主要成分为硫酸钠，它在肠中不易被吸收，在肠中形成高渗盐溶液，使肠道保持大量的水分，从而使肠内容物变稀，容积增大，刺激肠黏膜感受器，反射性地引起肠蠕动亢进而致泻。大黄能刺激大肠，增加其推进性蠕动而促进排便。二药伍用，软坚泻热，通便的力量增强。

如何正确使用硝、黄之类，古人有训。清代张璐云："或问干结之甚，硝黄亦可暂用否，曰：承气汤用硝黄，乃伤寒邪热入里，胃液干枯，肾水涸竭，故宜急下以救阴津为务。若老人、体虚人，及病后肾水本亏，以致燥结，再用硝黄下之，是虚其虚，目下取快一时，来日复秘愈甚，欲再下之，虽铁石不能通矣。"

另外，明代医家张介宾以大黄、芒硝各等分为末调涂，治赤鼻久不瘥，名曰二神散。

二、玄明粉　瓜蒌

【单味功用】

玄明粉又叫元明粉、风化硝，就是芒硝经风化失去结晶水而成的无水硫酸钠（Na_2SO_4）。一般的制法是：取芒硝溶于水中，加 1/10 的萝卜片共煮，滤其不溶物，溶液放冷，析出结晶，然后，将结晶收集，晾干，用纸包裹，悬挂在通风处，待其风化成白色的粉末即成。因其系芒硝经风化而得，故又名风化硝。本品味辛、咸、苦，性寒。入胃、大肠经。功专润燥软坚、泻下通便，可荡涤三焦、肠、胃之实热，用于治疗实热积滞、大便秘结等症。此外，本品还可外用，以治目赤肿痛、咽喉肿痛、口舌生疮等症。

瓜蒌又名栝楼、全瓜蒌。其味甘、苦，性寒。入肺、胃、大肠经。本品富有油脂，质润黏腻，功专润肺化痰、散结润肠，用于治疗痰热咳嗽、胸痹、结胸、乳痈、黄疸、消渴、便秘等症。

【伍用功用】

《内经》云："热淫于内，治以咸寒。"玄明粉咸寒，清热通便，润燥软坚；瓜蒌质润黏腻，润燥通便，清肺化痰，宽胸散结，消痈肿。二药伍用，相互制约，相互为用，以瓜蒌之缓润，制风化硝荡涤通下之势，共奏清热润燥、通便泻下之功，尚无腹痛之弊。

【主　　治】

1. 大便硬结不通等症。
2. 习惯性的便秘。

【常　用　量】

玄明粉 6~10 克，布包煎服；瓜蒌 15~30 克，打碎煎服。

【经　　验】

玄明粉又名风化硝。施老习惯以风化硝、全瓜蒌伍用，治疗习惯性便秘，以及各种原因引起的大便硬结、腑行不畅等症均有良效，无肠蠕动亢进引起的腹痛等副作用。据多年来使用经验，均服 1~2 剂而愈，可谓药到病除矣。

三、大黄　荆芥穗

【单味功用】

大黄（见第 176 页）。

荆芥穗（见第 14 页）。

【伍用功用】

大黄苦寒，其性重浊，主沉降，力猛善行，为攻下之要药；荆芥穗味辛芳香，性温不燥，气质轻扬，长于升散，入手太阴足厥阴气分，其功用长于发表散邪，祛经络中之风热。大黄以降为主，荆芥穗以升为要。二药伍用，一升一降，相互制约，相互促进，清升浊降，共收清热通便之功。

【主　　治】

腹胀、腹痛，二便不通，肛门肿痛等症。

【常用量】

大黄 3~10 克，后下煎服；荆芥穗 6~10 克。

【经　　验】

大黄、荆芥伍用，出自《赤水玄珠》倒换散。方由大黄、荆芥穗组成。小便不通大黄减半，大便不通荆芥穗减半，二药混合为末，每服 10 克。治癃闭大小便不通，少腹急痛，肛门肿痛，无问新久，均有良效。

四、大黄　肉桂

【单味功用】

大黄（见第 176 页）。

肉桂（见第 142 页）。

【伍用功用】

大黄苦寒通下，破积导滞，泻火凉血，行瘀通经；肉桂辛热温中，益火消阴，温补肾阳，散寒止痛。二药伍用，相互制约，相互促进，相互转化，以肉桂之辛热，制大黄之苦寒峻下之势；又以大黄之寒凉，制肉桂辛热燥烈之弊。二者参合，一寒一热，即所谓寒热相济，阴阳调和，共收振脾阳、通大便之功矣。

【主　　治】

1. 习惯性便秘。

2. 肝郁多怒，胃郁气逆，以致吐血、衄血者。

3. 胃脘痛，证属寒热错杂者。

【常用量】

大黄 3~12 克；肉桂 6~10 克。

【经　验】

大黄、肉桂伍用，出自《医学衷中参西录》秘红丹。用于治疗肝郁多怒，胃郁气逆，致吐血、衄血及吐衄之证屡服他药不效者，无论因凉因热，服之皆有捷效。

张锡纯谓："平肝之药，以桂为最要，肝属木，木得桂则枯也（以桂作钉钉树，其树立枯），而单用之则失于热。降胃止血之药，以大黄为最要（观《金匮》治吐衄有泻心汤重用大黄可知），胃气不上逆，血即不逆行也，而单用之又失于寒。若二药并用，则寒热相济，性归和平，降胃平肝兼顾无遗。况俗传方，原有此二药为散，治吐血者，用于此证当有捷效。"笔者曾治一年已五旬的妇人，罹患胃脘疼痛达十年之久，自觉胃脘冷痛，按之较舒，喜热畏寒，前胸（上腹部）后背，夏月紧裹羊皮一块，久治不效，形瘦体弱，面色少华，舌苔白滑，六脉沉弦。脉证合参，知是脾胃虚寒，络脉瘀滞，发为斯疾。先后投与附子理中汤、温脾汤、良附丸、五香散、丹参饮、失笑散等。药服十余剂，未见少效，症证如故。为此，向施师求教，施老听完病情介绍之后，拟以制附片、干姜炭、焦白术、炒枳壳、上肉桂、醋煅川军炭，水煎服。尊施师之旨，照方抄录，病者服药 2 剂，疼痛缓解，又进 2 剂，疼痛顿除，遂后，给予调理脾、肾而收功。

五、蚕沙　皂荚子

【单味功用】

蚕沙又叫原蚕沙，为家蚕之粪便。以晚蚕的屎入药为佳，故又名晚蚕沙。其味辛、甘，性微温。入肝、脾、胃经。它既能祛风除湿、舒筋定痛，用于治疗风湿痹痛、肢节不随、腰 膝冷痛，或湿阻经络一身重痛，以及头风头痛、皮肤瘙痒、隐疹等症；又能和胃化湿、化浊，用于治疗湿浊内阻所引起的霍乱吐泻、转筋腹痛等症。

皂荚子为皂荚的成熟种子，故又名皂角子。其味辛，性温，有小毒。本品功专润燥通便、散结消肿，用于治疗大便燥结、肠风下血（即大便下血，血在粪前，色多鲜红）、下痢里急后重、疝气、睾丸肿痛、瘰疬坚硬肿痛等症。另外，皂荚子研为细末调敷，可用于治疗肿毒、疥癣等疾。

【伍用功用】

蚕沙祛风除湿,活血定痛,和胃化浊,升清,防腐; 皂荚子降浊润燥,润肠通便,祛风消肿。晚蚕沙以升清为主；皂荚子以降浊为要。二药伍用，一升一降，升降协和，清升浊降，消胀软便甚妙。

【主　　治】

1. 头昏、头晕，证属清浊升降失调者。

2. 胃胀、腹痛，证属清浊升降失调者。

3. 大便硬结，排便困难，或大便初硬后溏者。

【常　用　量】

蚕沙 6~10 克，布包煎服；皂荚子 6~10 克，打碎煎服。

【经　　验】

施老临证处方时，习惯以晚蚕沙、炒皂角子并书。它出自清·吴鞠通《温病条辨·下焦篇》宣清导浊汤。用于治疗湿温（指夏秋之季感受湿热之邪所引起的一种热性病，症见发热持续，头重身痛，胸脘痞闷，苔白腻或黄腻，脉濡）久羁，弥漫三焦，神昏窍阻，少腹硬满，大便不下。吴鞠通云："晚蚕沙化浊中清气，大凡肉体未有死而不腐者，蚕则僵而不腐，得清气纯粹者也。故其粪不臭不变色，得蚕之纯清。虽走浊道而清气独全，既能下走少腹之浊部，又能化浊湿而使之归清，正人之不正也。用晚者，本年再生之蚕，取其生化最速也。皂荚辛咸性燥，入肺与大肠。金能退暑，燥能除湿，辛能通上下关窍，子更直达下焦，通大便之虚闭，合之前药，俾郁结之湿邪，由大便而一齐解散矣。"

二药伍用，升清降浊甚妙。吴氏用此对药，以导湿浊从大便出，固具巧思。然而施老云："二药参合，升清降浊，上能治头晕，中能消胃胀，下能通大便。"对于清浊升降失调引起的头晕、腹胀、腹痛以及大便秘结难下，或初硬后溏者均有良效。皂角子以炒品为佳，因其滑肠润便，降浊通便的力量增强。

六、油当归　肉苁蓉

【单味功用】

油当归即是当归放置日久之后而走油者，称为油当归。本品质润多油，故功专养血润燥、滑肠通便，用于治疗血虚便秘等症。

肉苁蓉又叫淡大云。其味咸、甘，性温。入肾、大肠经。本品色黑体润，既能入肾经血分，补肾阳、助相火、益精血、强筋骨，用于治疗肾虚阳痿、遗精早泄、女子不孕，以及肝肾不足所引起的筋骨痿软、腰膝冷痛等症；又能滋阴润燥、滑肠通便，用于治疗老年虚弱及病后、产后血虚，或津液不足、肠燥便秘等症。

【伍用功用】

油当归质润多油，养血润燥，滑肠通便；肉苁蓉温而不燥，补而不峻，偏于温润，滋肾润燥，滑肠通便。二药伍用，相互促进，养血润燥，滑肠通便的力量增强。

【主　治】

1. 温热病后期，津液亏损，肠燥便秘，并无力送下大便者。

2. 老人、虚人、产后津液不足，血虚肠燥，大便秘结等症。

【常用量】

油当归 10~15 克，无油当归时，当归身代之也可；肉苁蓉 15~60 克。

【经　　验】

油当归、肉苁蓉伍用，即遵《内经》肾苦燥，急食辛以润之之义，为温热病后期，津枯肠燥，无力送下大便而设。

我们体会，诸凡老年人、体虚者、妇人产后津液不足，血虚肠燥，大便秘结者均宜使用。笔者曾治一帕金森氏综合征，兼见大便困难，每 4~5 日才更衣一次，主取当归身、肉苁蓉、火麻仁、郁李仁之类，则腑行通畅，大便转为日行一次。

七、橘红　杏仁

【单味功用】

橘红（见第 102 页）。

杏仁又名苦杏仁。味苦、辛、性温。入肺、大肠经。本品辛苦甘温而利，辛能散邪，苦可下气，润能通便，温可宣滞，它既有发散风寒之能，又有下气平喘之力，用于治疗外感风寒、咳嗽气喘、痰吐不利、胸闷不舒等症。另外，杏仁质润多油，故又有润肠通便，用于治疗肠燥便秘等症。

【伍用功用】

橘红辛散温通，苦温降泄，功专行气健脾，燥湿化痰，消食宽中；杏仁苦温，质润多脂，能散能降，功擅宣肺平喘，化痰止咳，润肠通便。《内经》曰："肺与大肠相表里"。肺气不宣，大肠传化功能也可失调，以致大便不畅、大便秘结。取杏仁、橘红治便秘，除本身质润多油、滑肠通便之外，尚有均入肺经，以宣肺气而通大便之功。二药伍用，相互促进，而开肺气滑肠通便甚妙。

【主　治】

1. 老人、体虚者之大便秘结等症。

2. 肺气不宣，胸闷，咳嗽吐痰等症。

【常用量】

橘红 6~10 克；杏仁 6~10 克。

【经　验】

大便不通的原因甚多，有实热积滞者，有津枯肠燥者，有气虚无力者，有肺气不宣、肃降失常、传导失调者，临证不可不辨。橘红、杏仁伍用，适用于后者，用者宜审。

八、火麻仁　郁李仁

【单味功用】

火麻仁又名麻子仁、大麻仁。其味甘，性平。入脾、胃、大肠经。本品多脂体润，性质平和，功专滋养润燥、滑肠通便，为润下之要药，用于治疗邪热伤阴，或素体火旺、津枯肠燥，以及胃热肠燥所引起的大便燥结证，又治老年人津枯、病后津亏，以及产后血虚所引起的肠燥便秘。此外，本品还可通淋、活血，用于治疗热淋、风痹、月经不调。

郁李仁味甘、苦，性平。入大肠、小肠经。本品体润滑降，具有滑肠通便缓泻之功，并有开幽门之结气，润大肠之燥涩，导大肠之燥屎，用于治疗大肠气滞、肠燥便秘等症；还能利水消肿，用于治疗小便不利等水肿症。

【伍用功用】

火麻仁滑利下行，走而不守，功专润燥滑肠，通便泻下；郁李仁体润滑降，下气利水，行气通便，滑肠泻下。火麻仁偏走大肠血分，郁李仁偏入大肠气分。二药伍用，一气一血，相互为用，气血双调，通便泻下的力量增强。

【主　治】

1. 热性病后、产后、老年人、体虚者等，由于津液不足，津枯肠燥，大便秘结，大便困难等症。

2. 习惯性的便秘。

【常用量】

火麻仁 10~15 克；郁李仁 6~10 克。同捣煎服。

【经　验】

火麻仁、郁李仁均为植物的成熟种子，都含有丰富的油脂，二药伍用，润肠通便力增。笔者体会，火麻仁、郁李仁伍用，尤善治疗习惯性便秘。尝治一青年女子，大便秘结已十余年，每4~5天大便一次，粪便状如羊屎，主取火麻仁15克、郁李仁15克、瓜蒌30克、风化硝10克，水煎服。服药2剂，大便干象缓解，又服2剂，每日大便一次，状如常人。

九、半夏　硫黄

【单味功用】

半夏（见第61页）。

硫黄味辛、酸，性大温，有毒。入肾、心包经。本品大热纯阳，内服既能补命门之火以祛寒散邪，用于治疗命门火衰所引起的腰膝冷弱、白带、小腹冷痛、滑精、阳痿等症；又能助肾阳、疏利大肠，用于治疗老人虚寒便秘等症。外用能散痛杀虫，用于治疗癣疥疮癞等病。

【伍用功用】

半夏辛温有毒，体滑性燥，能走能散，能燥能润，和胃健脾，降逆止呕，消痞散结，通阴阳，润肾燥，利大便；硫黄味酸有毒，大热纯阳，补命门真火不足，性虽热而疏利大肠，故可通腑气利大便。二药伍用，相得益彰，补命火、通阴阳、和肠胃、行寒滞、降浊通便的效力增强。

【主　治】

1. 命火不足，胃失和降，以致呃逆诸症。
2. 老年人之虚寒便秘。
3. 寒湿久泻。

【常用量】

半夏6~10克；硫黄1~3克。宜作丸剂、散剂。可装入胶囊吞服，每服0.5~1克，日服2次，白开水送下。

【经　　验】

半夏、硫黄伍用，出自《太平惠民和剂局方》半硫丸。功能：温肾逐寒，通阳泄浊。用于治疗老人虚冷便秘或寒湿久泻等症。

第十三章 健脾止泻、固精止遗类

一、芡实 莲子

【单味功用】

芡实味甘、涩，性平。入脾、肾经。本品以甘补脾，以涩收敛，故为收敛性强壮药。它既能健脾除湿、收敛止泻，用于治疗脾虚不运、久泻不止，以及小儿脾虚泄泻之证；又能固肾涩精，用于治疗肾气不足、精关不固所引起的遗精、早泄，以及肾虚所致夜尿多、小便频数等症；还能收敛固涩、除湿止带，用于治疗湿热带下、脾虚带下之证。

莲子古名藕实。其味甘、涩，性平。入脾、肾、心经。本品禀芬芳之气，合禾谷之味，为补脾之要药。它既能补脾涩肠止泻，用于治疗脾虚泄泻、食欲不振等症；又能交通水火而沟通心肾，以养心安神、益肾固精，用于治疗心肾不交引起的心悸心烦、头昏失眠，以及肾虚下元不固所引起的遗精、尿频、崩漏、带下。

【伍用功用】

芡实甘平，健脾止泻，固肾益精，祛湿止带；莲子甘涩，健脾止泻，益肾固精，养心安神。二药伍用，相互促进，其功益彰，健脾止泻，补肾固精，涩精止带之功增强。

【主　治】

1. 脾虚泄泻，久久不愈者。

2. 脾虚湿盛，白带绵绵等症。

3. 肾虚精关不固，梦遗、滑精等症。

4. 肾虚小便频数、小便失禁等症。

【常用量】

芡实 10~15 克；莲子 6~12 克。

【经　　验】

施老临证处方，习惯以芡实米、建莲肉双药并书。常用于治疗慢性腹泻久久不愈者，若与赤石脂、禹余粮、云茯苓、焦白术伍用，其效更著。若肠黏膜有损伤者，亦可与血余炭、炒韭菜子伍用，以加速炎症的吸收、毒素的解除、损伤的愈合。

二、山药　扁豆

【单味功用】

山药（见第 124 页）。

扁豆又叫白扁豆。其味甘，性温。入脾、胃经。本品甘温和缓，补脾和胃而不滞腻，清暑化湿而不燥烈，为和中健脾、清暑化湿、利尿止泻之品，用于治疗脾胃虚弱所致饮食减少、便溏腹泻、妇女带下，以及暑热头痛、恶寒烦躁、口渴欲饮、心腹疼痛、呕吐腹泻等暑湿之证（类似夏天胃肠型感冒、急性胃肠炎、消化不良）。

【伍用功用】

山药甘平，健脾止泻，养肺益阴，益肾固精，养阴生津；扁豆甘温，清暑化湿，补脾止泻，解毒和中。山药偏于补脾益阴，扁豆善于和中化湿。二药伍用，健脾化湿，和中止泻益彰。

【主　治】

1. 脾胃虚弱，食欲不振，倦怠无力，慢性泄泻等症。

2. 妇女带下诸症。

【常 用 量】

山药 10~30 克；扁豆 10~15 克。

三、木香　黄连

【单味功用】

木香味苦，性温。其入脾、胃、大肠、胆经。本品气味芳香，能升降诸气，善于泄肺气、疏肝气、和脾气，故为宣通上下、畅利三焦气滞的要药。明代李时珍说："诸气膹郁，皆属于肺。上焦气滞用之者，金郁泄之者也；中气不运，皆属于脾。中焦气滞用之者，脾胃喜芳香也；大肠气滞则后重，膀胱气不化则癃闭，肝气郁则为痛。下焦气滞用之者，塞者通之也。"由此可见，木香是一味行气止痛、行气整肠、醒脾开胃的常用药。用于治疗肠胃气滞致消化不良、腹满胀痛、肠鸣泄泻、下痢腹痛、里急后重等症，又能治疗肝胆湿热气滞所引起的脘胁疼痛、口干口苦、恶心呕吐甚则出现黄疸等症。另外，于滋补剂中加之少许，可以防止滋补腻滞之性所引起的胸闷、食欲减退的副作用。

黄连（见第 76 页）。

【伍用功用】

木香辛温芳香，健胃消食，行气消胀，行气止痛；黄连苦寒，气薄味厚，清热燥湿，泻火解毒，厚肠止泻。二药伍用，一温散、一寒折，调升降、理寒热，共奏调气行滞，厚肠止泻、止痢之效。

【主　　治】

下痢腹痛，里急后重，痢下赤白等症。

【常　用　量】

木香 6~10 克，后下煎服；黄连 3~10 克。

【经　　验】

木香、黄连伍用，名曰香连丸，出自《太平惠民和剂局方》。用于治疗湿热痢疾，脓血相兼，里急后重等症。

木香、黄连参合，治疗痢疾最为常用。古云以黄连厚肠止痢，实属现代医学抑制痢疾杆菌。用木香调气行滞，消除里急后重之苦，此即金代医家刘河间所说"行血则便脓自愈，调气则后重即除"之意。二药参合，相互为用，故治痢甚效。若伍以马齿苋、血余炭、益元散，其效更著。

四、左金丸　蚕沙

【单味功用】

左金丸（见第 167 页）。

蚕沙（见第 181 页）。

【伍用功用】

左金丸清热泻火，和胃制酸，厚肠止泻；蚕沙祛风湿，化痰浊，缓拘挛，辟秽防腐。二药伍用，升清降浊，理脾和胃，除湿化浊，厚肠止泻、止痢之功益彰。

【主　　治】

1. 湿热内蕴，肠胃传化功能失调，以致纳呆脘满、恶心呕吐、吞酸嘈杂、腹胀腹痛、泄泻等症。

2. 慢性痢疾，半痢半粪等症。

【常　用　量】

左金丸 6~10 克；蚕沙 6~10 克。同布包煎。

五、花椒　苍术

【单味功用】

花椒又名川椒、蜀椒。因产于四川而得名。其味辛，性热，有小毒。入脾、胃、肾经。本品辛热纯阳，无处不达，上行于肺，能发汗散寒；中入于脾，可暖胃燥湿消食；下入命门，善补命火治冷气上逆。故花椒功擅温中止痛、暖脾止泻，用于治疗脾胃虚寒引起的脘腹冷痛、恶心呕吐、消化不良、便溏泄泻等症；又能逐湿驱蛔、杀虫止痛，用于治疗蛔虫症所引起的腹痛、呕吐甚则吐蛔等症。另外，花椒外用，还可治疗痔疮肿痛、湿疹、皮肤瘙痒等。

苍术（见第 136 页）。

【伍用功用】

花椒辛热，暖脾胃，温中散寒止痛，燥湿止泻，解毒杀虫；苍术辛温，祛风除湿，健脾止泻，散寒解表，除障明目。二药伍用，温热合力，温中散寒止痛，燥湿化浊止泻之功增强。

【主　治】

1. 中宫虚寒，脘腹冷痛，寒湿内蕴，泄泻日久不愈，食欲不振，纳后不消，舌苔白腻厚浊等症。

2. 妇女下焦虚寒，寒湿带下等症。

【常用量】

花椒 3~10 克；苍术 6~10 克。

【经　验】

花椒、苍术伍用，出自《普济方》椒术丸。用于治疗飧泄，恶痢久不愈者。清代叶天士《本草经解》：花椒"同苍术醋糊丸，治飧泄不化"。

六、肉豆蔻　补骨脂

【单味功用】

肉豆蔻又名豆蔻、肉果。其味辛，性温。入脾、胃、大肠经。本品辛温气香，兼苦而涩，气味俱升，既温中散寒、行气消胀、健胃消食，用于治疗脾胃虚寒引起的食欲不振、鼓胀腹胀、肠鸣腹痛，以及小儿食积之证；又能温中散寒、涩肠止泻，用于治疗虚泻（久泻不止，正气渐衰）、冷痢，以及五更（黎明）

泄泻（类似慢性结肠炎、小儿营养不良、肠结核等）。

但是，肉豆蔻生品入药有滑肠作用，故宜以面裹煨后再用，以降低其烈性。

补骨脂（见第 132 页）。

【伍用功用】

肉豆蔻温中散寒，行气消胀，收敛涩肠止泻；补骨脂补肾壮阳，补脾止泻，固精缩尿。肉豆蔻以补脾为主，补骨脂以补肾为要。二药伍用，一脾一肾，脾肾双补，补肾阳、温下元，以除下焦阴寒，温中土、运脾阳，以化湿止泻。

【主　　治】

1. 脾肾阳虚，见虚冷泄泻、日久不愈诸症。
2. 五更泄泻、肠鸣腹痛、泻后则安等症。

【常 用 量】

肉豆蔻 6~10 克；补骨脂 6~10 克。

【经　　验】

补骨脂、肉豆蔻伍用，名曰二神丸，出自《普济本事方》。治脾胃虚寒，不思饮食，泄泻不止。明代孙一奎用以治疗脾胃虚弱，全不思食，服补脾药不效者。清代张璐以补骨脂、肉豆蔻各等分，治肾藏阳虚，五更泄泻。

夫慢性泄泻，有脾虚不能利水者，有肾虚不能行水者。前者以肉豆蔻之辛温，温脾以制水；后者用补骨脂之辛燥，补肾以行水。二药相合，脾肾双补，泄泻可除。二者取舍多少，应随证化裁，肾虚为主者，主取补骨脂，佐以肉豆蔻，脾虚为甚者，主选肉豆蔻，佐以补骨脂。

七、赤石脂　禹余粮

【单味功用】

赤石脂以其色赤，膏凝如石而得名。其味甘、酸、涩，性温。入胃、大肠经。本品甘温质重色赤，故能重坠下降而直入下焦血分。又因其分子颗粒具有吸附作用，故能吸附消化道内的有毒物质、细菌毒素以及食物异常发酵的产物，并保护消化道黏膜以止胃肠道的出血。总之，赤石脂内服，能涩肠固下、收敛止血，用于治疗下焦不固、久泻久痢不止（类似慢性痢疾、大便脓血、腹痛喜按等虚寒之证）、休息痢（类似慢性结肠炎，大便夹杂黏液白冻，如鱼脑状，伴有里急后重），以及下焦虚寒、妇女月经过多、崩漏带下、大便下血等症。此外，本品研末外用，尚有生肌收口之效，可用于治疗疮痈溃后久不收口者。

禹余粮为褐铁矿的矿石。其味甘、涩，性平。入胃、大肠、肝经。本品质体重坠，功专涩下固脱、涩肠止泻、收敛止血，用于治疗伤寒下利不止、心下痞硬，又能治疗肾阳虚所引起的久泻久痢，以及大便下血、妇女月经过多、崩漏、带下等症。

【伍用功用】

赤石脂涩肠止泻，敛血止血，生肌收口；禹余粮涩肠止泻，敛血止血。赤石脂善走血分，禹余粮入于气分。二药伍用，相互促进，一血一气，气血兼施，止泻止痢、止血止带益彰。盖二药均为土元精气所结，故二者参合，尚有涩肠固脱之功。

【主　治】

1. 伤寒下利不止，心下痞硬，利在下焦者。
2. 慢性肠炎、慢性痢疾、溃疡性结肠炎经久不愈者。

3. 久泻久痢引起脱肛者。

4. 便血，证属虚寒者。

5. 妇女月经过多，崩中漏下，赤白带下，证属虚寒者。

【常用量】

赤石脂 10~15 克，打碎先煎；禹余粮 10~25 克，打碎先煎。

【经　验】

赤石脂、禹余粮伍用，出自《伤寒论》赤石脂禹余粮汤。治伤寒下利不止。《医宗金鉴》用于治疗久利不止，大肠虚脱，服理中丸而利益甚者。柯琴曰："然大肠之不固，仍责在胃，关门之不闭，仍责在脾。二石皆土中精气所结，实胃而涩肠，急以治下焦之标者，实以培中宫之本也。"明代孙一奎以赤石脂、禹余粮各 60 克，水煎服，治大肠腑发咳，咳而遗溺。

笔者体会，凡属久泻、久痢（慢性肠炎、慢性痢疾、溃疡性结肠炎等）之证均宜使用。若参合破故纸、肉豆蔻、黑升麻、黑芥穗等，其效更佳。

八、血余炭　禹余粮

【单味功用】

血余炭（见第 168 页）。

禹余粮（见第 197 页）。

【伍用功用】

血余炭和血止血，厚肠止泻，通利水道；禹余粮涩肠止泻，收敛止血。二药伍用，厚肠防腐，涩肠止泻，和血止血的力量增强。

【主 治】

1. 久泻、久痢诸症。

2. 慢性肠炎、肠黏膜有损伤者，均宜使用。

【常用量】

血余炭 6~10 克，布包煎服；禹余粮 10~25 克，打碎先煎。

【经 验】

禹粮石、血余炭伍用，治疗慢性腹泻、慢性痢疾均有良效。尤其对肠黏膜有损害者（如溃疡性结肠炎等），更堪选用。施老认为，本品除有收敛止泻的作用之外，其分子颗粒尚可吸附肠黏膜，起到了防腐和保护黏膜，使溃疡早愈合的作用。

慢性痢疾，属于阿米巴痢疾者，应伍以鸦胆子 10~20 粒，用馍皮包裹，吞服之，其效更佳。

若湿气重者，可参合淡渗之法，伍以车前草、旱莲草、益元散之类，收效更著。

九、赤石脂　白石脂

【单味功用】

赤石脂（见第 197 页）。

白石脂为硅酸盐类矿物，又名白陶土、高岭土。其味甘、酸，性平。入肺、胃、大肠经。无毒。本品重坠下降，能安心神，治惊悸；又能养肺气、补骨髓、养脾气、补虚损、敛肺气、涩大肠、厚肠止泻、收敛止血，用于治疗久泻、久痢、崩漏、带下、遗精以及吐血、衄血等症。

【伍用功用】

赤、白石脂同为矿石类之石脂。色白者为"白石脂",色赤者为"赤石脂"。赤石脂涩肠止泻,止血固下,生肌收口;白石脂收涩固脱,厚肠止泻,止血止带。赤石脂偏走血分,白石脂偏入气分。二药伍用,一气一血,气血双调,收敛固涩之力更强,涩肠止泻,止血固精更彰。二者分子颗粒均有吸着作用,内服能吸着消化道内的毒物,如磷、汞、细菌毒素及食物异常发酵的产物等。对肠胃黏膜的局部炎症有保护作用,可以减少异物刺激,并吸着炎性渗出物,使炎症得以缓解。另外,对肠胃出血者,也有止血作用。

【主　治】

1. 久泻、久痢诸症。

2. 大便下血等症。

3. 妇女月经过多,崩漏带下等症。

【常用量】

赤石脂10~15克,打碎先煎;白石脂10~15克,打碎先煎。

【经　验】

赤石脂、白石脂二药伍用,善治久泻久痢,前、后二阴出血诸症。伍用机理,《本草求真》说:"赤入血分,白入气分"。二药参合,一气一血,气血双调,收敛止泻,收敛止血益彰。

明代李士材云:《内经》之论泄泻,或言风,或言湿,或言热,或言寒,此明四气皆能为泄也。又言:清气在下,则生飧泄,此名脾虚下陷之泄也。统而论之,脾土强者,自能胜湿,无湿则不泄,故曰湿多成五泄。若土虚不能制湿,则风寒与热,皆得干之而为病。治法有九:

1.一曰淡渗:使湿从小便而去,如农夫治涝,导其下流,虽处卑监,不忧巨浸。经云:治湿不利小便,非其治也。又云:在下者引而竭之是也。

2. 一曰升提：气属于阳，性本上升，胃气注迫，辄尔下陷，升、柴、羌、葛之类，鼓舞胃气上腾，则注下自止。又如地土淖泽，风之即干，故风药多燥，且湿为土病，风能胜湿，所谓下者举之是也。

3. 一曰清凉：热淫所至，暴注下迫，苦寒诸剂，用涤燔蒸，犹当溽暑于蒸之时，而商飚飒然倐动，则炎熇如失矣。所谓热者清之是也。

4. 一曰疏利：痰凝气滞，食积水停，皆令人泻，随证祛逐，勿使稽留。经云：实者泻之。又云：通因通用是也。

5. 一曰甘缓：泻利不已，急而下趋，愈趋愈下，泄何由止，甘能缓中，善禁急速，且稼穑作甘，甘为土味，所谓急者缓之是也。

6. 一曰酸收：泻下有日，则气散而不收，无能统摄，注泄何时而已，酸之一味，能收摄之权。经云：散者收之是也。

7. 一曰燥脾：土德无惭，水邪不滥，故泻皆成于土湿，湿皆本于脾虚，仓廪得职，水谷善分，虚而不培，湿淫转甚。经云：虚者补之是也。

8. 一曰温肾：肾主二便，封藏之本，虽属水，而真阳寓焉，少火生气，火为土母，此火一衰，何以运行三焦，孰腐水谷乎？故肾虚者必挟寒，脾虚者必补母。经云：寒者温之是也。

9. 一曰固涩：注泄日久，幽门道滑，虽投温补，未克奏功，须行涩剂，则变化不愆，揆度合节，所谓滑者涩之是也。

以上九治，治泻之大法，至于先后缓急之权，岂能予设，须临证之顷，圆机灵变耳。

十、金樱子　芡实

【单味功用】

金樱子味甘、酸、涩，性平。入肾、膀胱、大肠经。本品气味俱降，以甘补中，以涩止脱，以酸收阴，它既能收敛固脱、涩肠止泻、固肾止带，用于治疗久泻、久痢不止，以及脾肾不足致带下之证；又能收摄精气、固精缩尿，用于治疗肾气不固所引起的遗精、白浊、小便频数、遗尿等症。

芡实（见第 190 页）。

【伍用功用】

金樱子气味俱降，酸涩收敛，功专涩精气，止小便遗泄；芡实生于水中，健脾利湿之力功著，又擅益肾固精止带之功。二药伍用，相得益彰，益肾固精，补脾止泻，缩小便，止带下的力量增强。

【主　治】

1. 脾肾两虚，慢性泄泻诸症。
2. 肾气不固，男子遗精，女子赤、白带下诸症。

【常　用　量】

金樱子 6~12 克；芡实 10~15 克。

【经　验】

金樱子、芡实伍用，名曰水陆二仙丹，出自《洪氏集验方》。用于治疗肾虚而致的男子遗精白浊，女子带下诸症。笔者体会，用于治疗慢性腹泻，赤、白带下亦有良效。

十一、桑螵蛸　海螵蛸

【单味功用】

桑螵蛸即桑枝上螳螂的干燥卵鞘。其味甘、咸、涩，性平。入肝、肾经。本品既能补肾固精、缩小便，用于治疗下元虚冷，不能固密所引起的遗精、早泄、尿频、遗尿以及小便白浊等症；又能温脾止泻、摄涎唾，用于治疗脾阳不振，运化失常，以致泄泻、腹部冷痛以及口涎自流等症。

海螵蛸又叫乌贼骨，其形如海螵，且生于海中，故名海螵蛸。为软体动物乌贼科乌贼鱼的骨状内壳。其味咸、涩，性微温。入肝、胃经。本品内服，既能收敛止血，用于治疗咳血、吐血、尿血、便血以及崩漏下血等症；又能收敛固涩，用于治疗久虚泻痢、遗精、带下之症；还能制酸止痛，用于治疗胃和十二指肠溃疡之吞酸烧心、胃脘疼痛等症。另外，乌贼骨研末外用，能收湿敛疮，用于治疗疮疡多脓、疮面久不愈合之症，以及湿热火毒之疮疡、湿疹等。

【伍用功用】

桑螵蛸得桑木之津液，禀秋金之阴气，善滋肾助阳，固精缩尿；海螵蛸生于海水中，禀水中之阳气，能收敛止血、止泻，固精止带，制酸止痛。二药伍用，一阴一阳，阴阳相合，补肾助阳，收敛止血、止带，涩精、缩尿的力量增强。

【主　　治】

1. 下元不固，小便频数，小便失禁。

2. 小儿遗尿。

3. 男子遗精、早泄诸症。

4. 女子崩漏、带下诸症。

【常用量】

桑螵蛸 6~10 克；海螵蛸 10~12 克，打碎先煎。

【经　验】

桑螵蛸、海螵蛸参合，为施老习用。海螵蛸功擅止血、制酸，亦可固精止带，尚无补益之功；桑螵蛸功专固精缩尿，且有益肾之力。二药相合，收涩作用益彰，故凡下元不固引起的前后二阴的病变均可选用。

十二、茯苓　益智仁

【单味功用】

茯苓（见第 162 页）。

益智仁味辛，性温。入脾、肾经。本品辛温气香，它既能温补肾阳、收敛固精、缩小便，用于治疗脾肾阳虚、下元虚冷所引起的遗精、早泄、尿频、遗尿以及小便白浊等症；又能温胃逐寒、暖脾止泻、摄涎唾，用于治疗脾阳不振、运化失常所引起的虚寒性泄泻、腹部冷痛，以及因脾胃虚而廉泉不摄所引起的口涎自流等症。

【伍用功用】

茯苓甘淡，健脾补中，渗湿利水，宁心安神；益智仁温脾止泻、摄涎唾，补肾固精、缩小便。茯苓以补益渗利为主，益智仁以温涩为最。二药伍用，一利一涩，相互制约，相互促进，脾可健、肾可固、缩小便、止泄泻。

【主　治】

1. 下元虚寒，气化功能失调，以致小便淋沥不畅、小便浑浊等症。

2. 脾肾虚寒、泄泻等症。

【常用量】

茯苓 10~15 克；益智仁 6~10 克。

十三、苍术　防风

【单味功用】

苍术（见第 136 页）。

防风（见第 4 页）。

【伍用功用】

苍术辛香发散，苦温而燥，外可散寒解表，内能祛风除湿，除障明目；防风辛温升散，温而不燥，药性缓和，功专祛风解表，胜湿止痉，治泻止血。苍术以健脾燥湿为主，防风以祛风止痛为要。经云："湿胜则濡泻"。又云："清气在下，则生飧泄。"故以苍术燥湿健脾，以防风升清止泻。清代王旭高云："风药升清，故兼能治泄泻。"二药相合，治水泻、飧泄甚妙。

【主　治】

水泻（便泄如水之状）、飧泄又名水谷利（指泄泻完谷不化）诸症。

苍术 6~10 克；防风 6~10 克。

【经　　验】

苍术、防风伍用，出自元代医家王好古《阴症略例》神术散，又名海藏神术散。王氏以苍术 60 克、防风 60 克、甘草 30 克，共研粗末，加生姜、葱白，水煎服。以治内伤冷饮、外感寒邪而无汗者。明代医家孙一奎以苍术、防风各 15 克，名曰苍术防风汤，治水泄、飧泄、头痛、脉弦等症。心下痞加枳实 3 克，小便不利加茯苓 6 克。

第十四章 理气解郁、行滞消胀类

一、青皮 橘皮

【单味功用】

青皮味苦、辛，性温。入肝、胆、胃经。本品色青气烈，行肝胆气分，以辛温升散，苦温降下，可引诸药达于厥阴气分，它既能疏肝和胃、消积化滞、行气止痛，用于治疗各种肝气郁滞所引起的胁肋胀痛（类似慢性肝炎之肝区痛、肋间神经痛、胸膜炎等）、食积气滞、消化不良、胃脘痞满、疼痛等症；又能消痈散结，用于治疗乳痈（乳腺炎）、乳房结块（类似乳腺增生等），以及肝硬化、肝脾肿大。

橘皮（见第89页）。

【伍用功用】

青皮与橘皮，同为橘的果实，幼果为青皮，成熟的果皮为橘皮。因老嫩不同而功效有异。橘皮辛散升浮，偏理脾肺气分，长于行气健胃，燥湿化痰；青皮苦辛酸烈，沉降下行，偏于疏肝胆气分，兼能消积化滞。二药伍用，青皮行气于左，橘皮理气于右，左右兼顾，升降调和，共奏疏肝和胃、理气止痛、调中快膈之功。

【主　治】

1. 肝郁气滞，胃气不和，以致两胁胀痛、胸腹满闷、胃脘胀痛等症。

2. 肋间神经痛，急、慢性肝炎表现为胸胁胀痛等症。

【常 用 量】

青皮 5~6 克；橘皮 6~10 克。

【经　　验】

施老临证处方，习以青陈皮并书伍用。

古人谓：左升右降。盖肝为风木之脏，性喜条达，行气于左；肺为娇脏，性喜肃降，行气于右。然青皮入于肝、胆，行气于左；陈皮入于脾、肺，行气于右。二药参合，升降协调，共收疏肝和胃、理气止痛、调中快膈之功。故凡肝气为病，累及脾胃，肝胃不和，见胁肋疼痛、胃脘胀痛等症均宜使用。吾侪每遇急性肝炎、慢性肝炎、肋间神经痛等疾，凡表现为胁肋胀痛、胃脘不适者，用之均有良效。

二、枳壳　郁金

【单味功用】

枳壳味辛、苦，性微温。入脾、胃经。本品辛散苦降，善走肺胃气分，功专下气开胸、利肺开胃、行气消胀、宽胸快膈，用于治疗胸膈皮毛之疾、脾胃心腹之病，如咳嗽胸满、胁肋胀痛、脘腹痞闷、胀痛、食欲不振、大便不调等症。

郁金味辛、苦，性微寒。入心、肺、肝、胆经。本品体轻气窜，其气先上行而微下达。入于气分以行气解郁，达于血分以凉血破瘀，故为疏肝解郁、行气消胀、祛瘀止痛的要药。用于治疗气滞血瘀所引起的胸闷、胁痛、胃痛、腹痛、痛经、经闭以及癥瘕痞块之症；又能凉血清心、行气开郁，用于治疗湿温病浊邪蒙闭清窍所引起的胸脘痞闷、神志不清，以及惊痫、癫狂等病症；还能凉血止血、祛瘀生新，用于治疗热邪伤于络脉而引起的吐血、衄血、尿血等症，而兼有瘀滞证候者；另外，还能利胆退黄、利尿清热，用于治疗黄疸、胆结石、肾结石等。

【伍用功用】

枳壳行气消胀,宽胸快膈;郁金行气解郁,祛瘀止痛,凉血清心,利胆退黄。枳壳行于气分,以理气消胀为主;郁金既入气分,又走血分,以行气解郁,凉血散瘀为要。二药伍用,一气一血,气血并治,行气活血,解郁止痛的力量增强。

【主　治】

1. 肝郁气滞,气血不和,以致胁肋胀痛、刺痛,心下逆满,食后不消等症。

2. 慢性肝炎、肝硬化所引起的肝区疼痛(右胁肋胀痛、刺痛)等症。

3. 急性胆囊炎、慢性胆囊炎、胆结石所引起的胁肋疼痛等症。

【常用量】

枳壳 5~10 克;郁金 9~15 克。

【经　验】

青皮、陈皮伍用与枳壳、郁金伍用,同可治疗肝气犯胃,两胁胀痛。前者以气滞为主,后者兼见血瘀,临证宜审。

吾侪每遇慢性肝炎,除见有胁肋疼痛,以刺痛为主,胃脘不适之症外,尚有瘀血指征(如面色青暗,舌质紫,且有瘀点、瘀斑或舌下静脉瘀滞等)者,用之甚宜。

三、枳实　枳壳

【单味功用】

枳实（见第 160 页）。

枳壳（见第 209 页）。

【伍用功用】

枳实、枳壳，系一物二种。未成熟的果实为枳实，成熟的果实为枳壳。枳实破气消积，泻痰除痞；枳壳理气消胀，开胸快膈。枳壳性缓，枳实性烈。枳壳性浮，枳实性沉。枳壳主上，枳实主下。高者主气，下者主血。枳壳行气于胸，枳实行气于腹。二药伍用，气血双调，直通上下，行气消胀，消积除满益彰。

【主　　治】

1. 纳食不消，气机失调，胸腹胀满、疼痛，大便不畅等症。

2. 胃扩张、胃下垂、子宫下垂、脱肛诸症。

【常　用　量】

枳实 6~10 克；枳壳 6~10 克。

【经　　验】

施老临证之际，习以炒枳实、炒枳壳并书。取炒品入药的用意有二：一则可减少药物的刺激性，二则能增强治疗效果。

枳壳、枳实伍用，善行胸腹之气。明代李士材说："自东垣分枳壳治高，枳实治下；好古分枳壳治气，枳实治血。"二药参合，气血双调，直通上下，理气之力倍增。吾侪临证之际，除用于治疗气机不调，胸腹胀满者外，尚多用于治疗各种内脏下垂之症，证属气虚者，伍以黄芪、升麻、桔梗等药，其效更著。

四、香附 紫苏梗

【单味功用】

香附又名香附米。其味辛、微苦甘，性平。入肝、胃经。本品辛苦香燥。生品入药，能上行胸膈，外达皮肤。熟品入药，可下走肝肾，外彻腰足。炒黑入药，善行血分以止出血。盐水浸炒，入血分而润燥。青盐炒之，可补肾气。酒浸炒之，能行经络以散其滞。醋浸炒之，可消积聚。姜汁炒之，则化痰饮。故香附为行气开郁之要品。它既能疏肝理气、行气止痛，用于治疗情志不遂所引起的消化不良、胸膈痞闷、呕吐吞酸、心腹疼痛、胁肋胀闷、乳房胀痛、疝气疼痛等症；又能疏肝理气，调经止痛，用于治疗肝郁气滞所引起的月经不调、痛经等症。

紫苏梗又名苏梗。其味辛、甘，性温。入脾、胃、肺经。本品香气浓郁，善于疏肝解郁、行气消胀、理气安胎、和血止痛，用于治疗肝郁气滞、脾胃不和致胸膈痞闷、脘腹疼痛、食滞不消、恶心呕吐、胎气不和、胎动不安等症。

【伍用功用】

香附疏肝解郁，理气活血，调经止痛；紫苏梗行气宽中，温中止痛，理气安胎。香附入血分，行血中之气；苏梗走气分，以行气宽中。二药伍用，一血一气，气血双调，理气解郁，行气止痛，消胀除满的力量增强。

【主　　治】

1. 气血不调，脘腹胀满不舒等症。
2. 妊娠呕吐、腹胀等症。

【常　用　量】

香附 6~10 克；紫苏梗 6~10 克。

【经　　验】

紫苏入药者有苏子、苏叶、苏梗三个部分。苏子降气平喘，苏叶发表散寒，苏梗行气宽中。施老以香附入血分而散瘀，以苏梗走气分而散滞。二药参合，行气活血，理气消胀甚妙。

五、青橘叶　郁金

【单味功用】

青橘叶为橘子树的叶子。其味苦、辛，性平。入肝经。本品能疏肝解郁、行气散结、消肿散毒、化痰止咳，以治肝气郁结引起的胸胁疼痛、乳头疼痛、乳痈、肺痈、咳嗽、胸膈痞满、疝气。

郁金（见第 209 页）。

【伍用功用】

青橘叶入足厥阴肝经气分，功专疏肝解郁，行气散结，消肿止痛；郁金偏走足厥阴血分，长于行气解郁，祛瘀止痛，凉血清心，利胆退黄。橘叶行气于左，郁金行气于右。二药伍用，一气一血，一左一右，理气血、调升降，行气消胀，活血祛瘀，通络止痛益彰。

【主　　治】

1. 肝郁气滞，气机不畅，以致两胁胀痛，或肝气犯胃，以致心下逆满、纳谷不消等症。

2. 肋间神经痛、胸膜炎诸症。

【常 用 量】

青橘叶 6~10 克；郁金 6~12 克。

【经　　验】

青橘叶、郁金伍用，尝治一男性罹患渗出性胸膜炎，参合冬瓜子、冬葵子、甜瓜子各 30 克，药服十余剂，水消病愈。

六、薤白　瓜蒌

【单味功用】

薤白又名野蒜、小蒜、薤白头。其味辛、苦，性温。入肺、胃、大肠经。本品辛散苦降，温通滑利，能宣通胸中之阳，以散阴寒之结，为治胸痹之要药。对胸阳不振，阴邪痰浊停留胸中，以致阳气不得流通，胸痹刺痛、痰饮胁痛、喘息咳唾、心痛彻背、短气、不得卧等症均有良效。另外，又能下气行滞，以治痢疾之里急后重等症。

瓜蒌（见第 178 页）。

【伍用功用】

薤白温中通阳，行气散结，活血止痛；瓜蒌清肺化痰，宽胸散结，润燥滑肠。薤白辛散苦降，温通滑利，以辛散温通为主，散阴结而开胸痹；瓜蒌甘寒滑润，以清降为要，宽胸利膈而通闭。二药伍用，一散一收，一通一降，通阳行气，清肺祛痰，散结止痛，润肠通便益彰。

【主　治】

1. 阴邪痰浊,停留胸中,阳气闭阻,气血循行不畅,以致胸脘痞闷、咳喘痰多、胸痞刺痛、心痛彻背、短气、不得卧等症。

2. 可用于治疗冠心病、心绞痛等症。

【常用量】

薤白 6~10 克;瓜蒌 10~20 克。

【经　验】

瓜蒌、薤白伍用,出自《金匮要略》瓜蒌薤白白酒汤。治胸痹,喘息咳唾,胸背痛。

瓜蒌、薤白伍用,古人善治胸痹。然胸痹一证,以痰浊、血瘀二者较为常见。属痰浊者,参合二陈汤(半夏、茯苓、陈皮、甘草)之辈治之。属血瘀者,常伍以紫丹参、葛根、降香为治。若辨证准确,用药配伍恰当,均可收到事半功倍之效矣。

七、橘皮　枳实

【单味功用】

橘皮(见第 89 页)。

枳实(见第 160 页)。

【伍用功用】

橘皮味辛善散,故能开气,味苦善泄,故能行痰,其气温平,善于通达,故能理气、调中、燥湿、化痰；枳实辛散苦降，破气消积，泻痰消积。橘皮升多降少，以升为主；枳实降多升少，以降为要。二药合用，一升一降，直通上下，相互促进，相互为用，行气和中，消胀止痛之力增强。

【主　治】

1. 脾胃不健，消化不良，气机失调，以致脘腹胀满、疼痛等症。

2. 急性胃炎、慢性胃炎，胃、十二指肠球部溃疡，凡表现有上述症状者均宜使用。

3. 急性肠炎、慢性肠炎、痢疾、溃疡性结肠炎。

【常　用　量】

橘皮6~10克；枳实6~10克。

【经　验】

陈皮、枳实伍用，施老习惯以炒炭入药，主要适用于胃肠系统的急性炎症、慢性炎症，以及胃肠黏膜有损害之病变。二药炒炭入药的机理有二：一则去其挥发油，减少对胃肠刺激的副作用；二则尚有解毒作用，其炭末还可吸附于胃肠道之黏膜，从而起到保护黏膜的作用，以利于炎症的吸收以及损伤的迅速愈合。

八、橘皮　沉香

【单味功用】

橘皮（见第89页）。

沉香（见第173页）。

【伍用功用】

橘皮行气健脾，燥湿化痰，降逆止呕；沉香降气调中，温肾助阳，温中止呕，行气止痛。橘皮能升能降，升多降少；沉香既升又降，降多升少。二药参合，相互为用，升降协合，行气消胀，和中止痛的力量增强。

【主　　治】

1. 消化不良，脘腹胀满、疼痛等症。
2. 慢性肝炎、胃肠功能紊乱等所引起的腹胀等症。

【常　用　量】

橘皮 6~10 克；沉香 3~10 克。

【经　　验】

施老经验，陈皮以炒炭入药者甚多。炒炭入药的机理有二：一则能缓解药物的烈性和副作用；二则可增强收敛解毒防腐等治疗功效。

陈皮炭、沉香伍用，以消胀为主，不论是胃胀还是腹胀，均有良效。若腹胀甚者，伍以香附米、台乌药，其效更著。

九、旋覆花　代赭石

【单味功用】

旋覆花（见第 96 页）。

代赭石味苦，性寒。入肝、心经。本品苦寒体重，以苦清热，以寒泻火，以重镇降，善走肝、心血分。它既能镇胃降气而止呕止噫，用于治疗胃气虚弱、气机失调、胃气上逆，以致呕吐、呃逆、噫气、胃脘满实，以及噎膈、咽食时觉有梗阻而不下者（类似贲门痉挛等）；又能平肝息风、镇肝降压，用于治疗肝阳上亢引起的头晕目眩、头痛脑涨、耳鸣等症，以及上述诸症的高血压病而又兼见心悸、脚步虚浮、手足震颤、烦躁失眠、大便不畅者；还能凉血止血、降气止血，用于治疗血分有热，伤其阳络，以致衄血、吐血、尿血、大便下血、崩漏、带下诸症。另外，还能降气平喘，用于治疗实证气喘。

【伍用功用】

旋覆花消痰平喘，降气止呕，宣肺利水；代赭石平肝泻热，镇逆降气，凉血止血。旋覆花以宣为主，代赭石以降为要。二药伍用，宣降合法，共奏镇逆降压、镇静止痛、下气平喘、化痰消痞之功。

【主　　治】

1. 痰浊内阻，气机升降失常，以致心下痞硬、嗳气频频、呃逆不止、恶心呕吐等症。

2. 咳嗽痰喘，吐血，衄血诸症。

3. 高血压病。

【常　用　量】

旋覆花 4.5~6 克，布包煎服；代赭石 10~15 克，打碎煎服。

【经　　验】

旋覆花、代赭石伍用，出自《伤寒论》旋覆花代赭石汤。治伤寒发汗，若吐，若下后，心下痞硬，噫气不除者。

元代医学家罗谦甫曰："汗、吐、下解后，邪虽去而胃气已亏矣。胃气既亏，三焦因之失职，清无所归而不升，浊无所纳而不降，是以邪气留滞，伏饮为逆，故心下痞硬，噫气不除。"又说："以代赭石之重，使之敛浮镇逆，旋覆花之辛，用以宣气涤饮。"此即"浊降痞硬可消，清升噫气可除"是也。

古人谓："气下则痰喘止"。故可用于治疗咳嗽痰喘，也可治疗肺心病之咳喘。

据气为血之帅，气升血亦升，气降血亦降之理，旋覆花、代赭石伍用，可用于治疗气血并走于上，以致面红耳赤、头晕目眩（类似高血压症）以及吐血、衄血诸症。

十、紫苏梗 桔梗

【单味功用】

紫苏梗（见第212页）。

桔梗（见第90页）。

【伍用功用】

紫苏梗行气宽中，温中止痛，理气安胎；桔梗宣通肺气，祛痰排脓，清利咽喉，升提利水。紫苏梗偏于下降理气，桔梗长于升提上行。二药伍用，一上一下，开胸顺气，消胀除满益彰。

【主　治】

一切气机不畅，以致胸闷不舒、气逆等症。

【常用量】

紫苏梗6~10克；桔梗6~10克。

【经　验】

气机不畅有气滞血瘀者，有痰湿阻络者，有升降失和者，有气虚血弱者种种。

在治疗上，气滞血瘀者，与桃仁、红花伍用；痰湿阻络者，与半夏、陈皮参合；升降失和者，与炒枳实、炒枳壳伍用；气虚血弱者，与黄芪、当归参合，其效更著。

十一、紫苏梗　藿香梗

【单味功用】

紫苏梗（见第212页）。

藿香梗即藿香的茎。其味辛，性微温。入脾、胃、肺经。本品气味芳香，善于醒脾开胃、和中止呕、理气止痛，用于治疗脾胃气滞、中焦气机不畅、升降失调，以致胸腹满闷、腹痛吐泻、胃纳不佳、倦怠无力、舌苔垢腻等症。

【伍用功用】

紫苏梗辛香温通，长于行气宽中，温中止痛，理气安胎；藿香梗气味芳香，醒脾和胃，化湿止呕，行气止痛。二药伍用，相得益彰，理气宽中，消胀止痛的力量增强。

【主　治】

1.脾胃不和，气机不畅，湿滞中阻，以致胸腹满闷、纳食不化、嗳气呕吐等症。

2.夏日伤暑，呕吐泄泻等症。

【常　用　量】

紫苏梗6~10克；藿香梗6~10克。

【经　验】

苏梗与桔梗伍用,苏梗与藿梗伍用,均为理气消胀之品,前者疏理三焦气机,四季皆可使用,后者调理中焦气滞,兼可芳香化浊,清解暑湿之邪,夏令时节尤为相宜。

十二、桔梗　枳壳　薤白　杏仁

【单味功用】

桔梗(见第 90 页)。

枳壳(见第 209 页)。

薤白(见第 214 页)。

杏仁(见第 108 页)。

【伍用功用】

桔梗辛散,宣通肺气,祛痰排脓,清利咽喉,升提利水,以升提上行之力为最,故前人有"载药上行"之说;枳壳苦温,理气消胀,宽胸快膈,以下降行散为著。二药参合,一上一下,一升一降,相互制约,相互为用,行气消胀散痞的力量增强。薤白辛温,行气于左,温中通阳,行气散结,活血止痛;杏仁入肺,行气于右,宣肺平喘,祛痰止咳,润肠通便。二药伍用,一左一右,升降调和,气机通畅,理气宽中,消胀除满益彰。

【主　治】

气机不调,胸膈胀闷,脘胀不适,甚则疼痛,食欲不振,大便不利等症。

【常 用 量】

桔梗 6~10 克；枳壳 6~10 克；薤白 6~10 克；杏仁 6~10 克。

【经 验】

桔梗、枳壳伍用，载于明代孙一奎《赤水玄珠》活人桔梗枳壳汤。方由桔梗、枳壳组成，治伤寒痞气，胸满欲绝。孙一奎以桔梗、枳壳各 90 克，治诸气痞结满闷。

施老再伍以薤白、杏仁，谓之上、下、左、右，共奏行气消胀、散结止痛之功，以治胸膈满闷、脘腹胀痛等症。

十三、砂仁　白豆蔻

【单味功用】

砂仁又名缩砂仁。其味辛、性温。入脾、胃经。本品辛散温通、芳香理气、醒脾消食、开胃止呕、行气止痛、温脾止泻，治脾胃虚寒、气机阻滞致脘腹胀痛、纳呆食少、食积不消、恶心呕吐、寒湿泻痢等症；又能理气安胎，治妊娠气滞、胎动不安等症。

白豆蔻又叫白蔻仁。其味辛，性温。入肺、脾、胃经。本品味辛香燥，其气清爽，善上行入肺，以宣发理气、行气止痛；中入脾胃，以化浊散寒、开胃消食，治上、中二焦一切寒湿气滞、胸闷不舒、脘腹胀痛、呕吐、呃逆等症；又治湿温病（类似肠伤寒）初起时，头重胸闷、体倦无力、小便短赤、大便溏泄、舌苔白腻等症。

【伍用功用】

砂仁辛散温通，醒脾和胃，行气止痛，温脾止泻，理气安胎；白豆蔻辛温香燥，温中化湿，健胃止呕，行气止痛。砂仁香窜而气浊，功专于中、下二焦；白豆蔻芳香而气清，功专于中、上二焦。二药伍用，宣通上、中、下三焦之气机，以开胸顺气，行气止痛，芳香化浊，醒脾开胃，和中消食。

【主　　治】

1. 脾胃虚寒，运化失职，湿浊内蕴，气机不得宣畅，以致纳呆食少、胸闷不舒、脘腹胀痛、反胃、呃逆等症。

2. 小儿胃寒消化不良，吐乳等症。

【常　用　量】

砂仁 3~6 克；白豆蔻 3~10 克，同捣后下。

【经　　验】

砂仁、白豆蔻同为辛散温通、芳香化浊之品，故二药常常相须而行。又因其内含挥发油，所以宜研为细末冲服。一般用量：每服 1 克，日服 2~3 次，白开水送下。若入煎剂者，亦宜后下，否则影响治疗效果。笔者尝治一虚寒胃痛的老人，自觉心下逆满，继则恶心呕吐，疼痛难忍，水谷不入，曾拟理中汤、温脾汤调治，但药病格拒，药后即吐，故改为砂仁、蔻仁各 30 克，共研细末，每服 1 克，日服 3 次。服药 1 次，疼痛少安，连服 3 次，疼痛顿除，亦未见呕吐。

十四、瓜蒌　枳实

【单味功用】

瓜蒌（见第 178 页）。

枳实（见第 160 页）。

瓜蒌甘寒滑润，既能上清肺胃之热、涤痰导滞，又能宽中下气、开胸散结，还能下滑大肠、滑肠以通便；枳实苦温降气，善于破滞气、行痰湿、消积滞、除痞塞，为中焦脾胃之要药。瓜蒌以守为主，枳实以散为要。二药参合，相互制约，相互促进，互制其短，而展其长，共奏破气消积、宽胸散结、润燥通便之功。

【主　　治】

心下（胃脘）痞满、胀痛，食欲不振，大便不利、便秘等症。

【常　用　量】

瓜蒌 10~25 克；枳实 6~10 克。

【经　　验】

瓜蒌质体油润黏腻，能行善守，守多行少，以守为主，易于助湿碍胃（即腻膈）恋邪；枳实气味辛散，能行善走，破气行滞，以走为要，易于耗气伤正。故以瓜蒌之黏腻制枳实之行散，又以枳实之行散制瓜蒌之黏腻。二药参合，亦即相互制约，相互促进，相互转化，以增疗效，可谓施师用药如神，疗效高之经验所在也。

十五、香附　乌药

【单味功用】

香附（见第 212 页）。

乌药味辛,性温。入脾、肺、肾、膀胱经。本品辛开温通,上走脾肺,顺气降逆、散寒止痛,向下达于肾与膀胱,以温下元、调下焦冷气。它既能通理上下诸气,可广泛用于由气滞、气逆引起的腹胀、腹痛,尤以下腹疼痛者,其效更佳;又能理气散寒、行气止痛,用于治疗小肠寒疝疼痛、睾丸肿痛,以及气滞引起的月经痛诸症;还能温肾逐寒而缩小便,用于治疗下焦虚寒引起的小便频数。另外,还可用于治疗脉管炎,冠状动脉硬化性心脏病所引起的心前区疼痛等症。

【伍用功用】

香附辛散苦降,不寒不热,善于理气开郁,为妇科调经之良药。它又能入于血分,故有人称本品为"血中气药"。本品善于宣散,能通行十二经脉,疏肝理气,调经止痛;乌药辛开温通,顺气降逆,散寒止痛,温下元,调下焦冷气。香附以行血分为主,乌药专走气分为要。香附偏于疏肝理气,乌药长于顺气散寒。二药伍用,直奔下焦,共奏行气消胀、散寒止痛之效。

【主　治】

1. 心腹胀满、疼痛,寒疝腹痛等症。

2. 急、慢性肝炎,午后腹胀者。

3. 急、慢性痢疾,里急后重者。

【常用量】

香附 10~15 克;乌药 6~9 克。

【经　验】

香附、乌药伍用,出自《韩氏医通》青囊丸。方由香附、乌药组成,治一切气病。《局方》加入甘草一味,名曰小乌沉汤,治气逆便血不止。

香附行血中之气,乌药调下焦冷气。二药合用,行气除胀力增。根据临床观察,各种原因引起的腹内积气,胀满不适,甚则疼痛,用之均易排除气体,消胀止痛。对于急、慢性肝炎,表现为午后腹胀者,用之颇效。吾侪曾尝治急性痢疾,症见里急后重者，用之亦效，清代张璐云气利则后重除也，即是此意。

十六、延胡索　川楝子

【单味功用】

延胡索又叫元胡索。其味辛、苦，性温。入心、肝、脾经。本品辛散温通，既入血分，又入气分，既能行血中之气，又能行气中之血，专于活血散瘀、利气止痛，善治一身上下诸痛，证属气滞血瘀者，如脘腹胁痛、胸闷胸痛、妇女经闭、痛经、腹中肿块、产后腹痛、跌打损伤、疝气腹痛等症。

川楝子又叫金铃子、苦楝子。其味苦，性寒。入肝、胃、小肠、膀胱经。本品苦能胜湿，寒可泄热，它既能疏肝泄热、解郁止痛，用于治疗肝郁气滞、肝胆火旺所引起的两胁胀痛、闷痛、脘腹疼痛，以及疝气疼痛，甚则痛引腰腹；又能杀虫、行气止痛，用于治疗肠道寄生虫病引起的腹痛等症。

【伍用功用】

川楝子苦寒降泻，清肝火，除湿热，止疼痛；延胡索辛散温通，活血散瘀，理气止痛。二药伍用，相得益彰，清热除湿，行气活血，理气止痛甚效。

【主　治】

1. 肝郁气滞，肝胆火旺，心、胸、腹、胁诸痛。

2. 疝气疼痛。

3. 妇女月经不调，经行腹痛等症。

4. 胃、十二指肠溃疡。

5. 胃肠炎。

6. 肝炎、胆囊炎、胆管炎。

【常用量】

延胡索 6~10 克；川楝子 6~10 克。

【经验】

川楝子、延胡索伍用，名曰金铃子散，出自《活法机要》。治热厥心痛，或发或止，久不愈者。近代医者用于治疗肝郁气滞、气郁化火所引起的胸腹胁肋疼痛，或痛经，疝气痛，时发时止，食热物则疼痛增剧，舌红苔黄，脉弦或数。我们体会，它的治疗范围很广，不论肝、胆、脾、胃、心、腹疾患，还是妇女痛经，以及疝气疼痛等症，凡属气滞血瘀，兼见热象者，用之均宜。

十七、高良姜　香附

【单味功用】

高良姜又叫良姜。其味辛，性热。入脾、胃经。本品辛散之极，故能行气止痛、温胃散寒、温中止呕，用于治疗胃脘寒痛，凡胃、十二指肠溃疡病，慢性胃炎等表现为胃脘疼痛、口吐清涎、喜温喜按者，均可选用，还可治疗食积不消、绞痛殊甚、恶心呕吐、胃寒呃逆、噎膈反胃等症。

香附（见第 212 页）。

【伍用功用】

香附辛散苦降，药性缓和，为理气之良药。能通行三焦，疏肝解郁，善行血中之气而理气活血，调经止痛；高良姜辛辣芳香，温热行散，功专温胃散寒，行气止痛，健胃消食。二药伍用，相得益彰，温中散寒，理气止痛甚效。

【主　　治】

1. 肝郁气滞所致胃寒脘痛、胸闷不舒、喜温喜按等症。

2. 慢性胃炎、胃溃疡、十二指肠球部溃疡，属于胃寒气滞者均可使用。

【常 用 量】

高良姜 6~10 克；香附 6~10 克。

【经　　验】

高良姜、香附伍用，谓之良附丸，出自《良方集腋》。治心口一点痛，乃胃脘有滞或有虫，多因恼怒及受寒而起，遂致终身不瘥。明代孙一奎以高良姜、香附各等分，名曰立应散。每服 6 克，治寒痛、气痛、腹痛皆效。笔者体会，二药相合，善治胃脘疼痛。凡属寒凝气滞者，均有良效。二者取舍多少，应随证化裁之。寒甚者多取良姜，少用香附；反之，以气滞为主者，则重用香附，少取良姜；寒凝气滞等同者，二者各半。

十八、莱菔子　莱菔缨

【单味功用】

莱菔子（见第 120 页）。

莱菔缨又叫莱菔叶、萝卜缨。其味辛、苦，性温。本品能行气消胀、和胃消食、清咽止痛，治胸膈痞满、消化不良、痢下赤白、喉痛、妇女乳胀、乳汁不通。

【伍用功用】

莱菔子消食化积，行滞通便，祛痰下气；莱菔缨行气消胀，和胃消食，清咽。二药伍用，行气消胀，化滞通便的力量增强。

【主　治】

脾胃不和，消化不良，以致嗳气食臭、腹胀、腹痛等症。

【常　用　量】

莱菔子 6~10 克；莱菔缨 10~15 克。

【经　验】

莱菔子、莱菔缨伍用，功专消食化滞，行气消胀，善治脾胃不和，气机失调，胃肠功能紊乱，以致消化不良、腹胀腹痛等症。若胀甚者，伍以香附、乌药，其效更著。

十九、木香　槟榔

【单味功用】

木香（见第 192 页）。

槟榔又名大腹子。其味辛、苦，性温。入胃、大肠经。本品辛温通散，苦温下降，它既能消积导滞、下气平喘、行气利水，用于治疗食积气滞、胸腹胀闷、脘腹疼痛、大便不畅、下痢后重、食积痰滞、气粗喘急以及脚气水肿；又能化湿杀虫，用于治痰湿作疟以及肠道寄生虫病。其杀虫、驱虫机理，现代医药研究证明，槟榔中含有挥发性生物碱、槟榔碱，为有效驱虫成分，该成分以生槟榔含量最高。据实验表明，槟榔能使绦虫体引起弛缓性麻痹，触之则虫体伸长而不易断，所以能把全虫驱除。槟榔的麻痹作用，可能在绦虫的神经系统而不在肌肉。槟榔对绦虫的瘫痪作用，主要在绦虫的头和未成熟节片，也就是绦虫的前段。槟榔为驱绦虫佳品，对猪肉绦虫、短小绦虫，疗效较好，对姜片虫、蛔虫、钩虫、蛲虫、鞭虫、十二指肠虫等亦有驱除作用。

【伍用功用】

木香辛温香散，行气止痛，健胃消食；槟榔辛通苦降，下气通便，利水消肿，杀虫消积。二药伍用，行气止痛，消积导滞之力增强。

【主　治】

1. 胃肠积滞，脘腹胀满、疼痛，食欲不振，大便不畅，甚或大便干燥等症。
2. 痢疾。
3. 截瘫大便秘结者。

【常　用　量】

木香 5~10 克，后下煎服；槟榔 10~12 克。

【经　验】

木香、槟榔伍用，出自《卫生宝鉴》木香槟榔丸。治下痢腹痛。

木香与槟榔伍用，善治泻痢腹痛，里急后重诸症。古人谓气行则后重自除，即是此意。若后重甚者，再伍以香附、乌药，其效更佳。

二药伍用，行气消滞力增，故可治疗消化不良，脘腹胀满疼痛等症。若积滞甚者，可与谷麦芽、焦山楂伍用，其效益彰。

第十五章

活血化瘀、止血止痛类

一、桃仁 杏仁

【单味功用】

桃仁味苦、甘，性平。入心、肝、大肠经。桃得春气最厚，即得生气最足，能入血分而化瘀生新，其药性缓和而纯，无峻利克伐之弊，善于治疗瘀血积滞之经闭、痛经，表现为下腹胀痛，经行不畅，夹有瘀块，血色紫黑，经血量少甚或数月不来，舌紫黯或有瘀点、瘀斑，脉涩或沉缓，又治腹中包块、产后瘀血之腹痛、蓄血之发狂、跌打损伤、瘀滞作痛、肺痈（类似肺脓疡）、肠痈（类似急性阑尾炎）诸症。另外，桃仁质硬而脆，其色乳白，富有油脂，故可润燥滑肠，可用于治疗阴亏津枯肠燥之便秘，也治跌打损伤后瘀热内积所引起的便秘，以及病后、伤后卧床，由于活动少而影响到肠管蠕动减慢所引起的便秘者。

杏仁（见第108页）。

【伍用功用】

桃仁富有油脂，滑肠润燥，破血行瘀；杏仁质润多脂，行气散结，止咳平喘，润肠通便。桃仁入于血分，偏于活血；杏仁入走气分，偏于降气。二药伍用，一气一血，其功益彰，行气活血，消肿止痛，润肠通便。

【主　治】

1. 气滞血瘀，以致胸、腹、少腹疼痛等症。

2. 老人、虚人津枯肠燥，大便秘结等症。

3. 也可用于噎膈诸症。

【常 用 量】

桃仁 6~10 克；杏仁 6~10 克，同捣煎服。

【经 验】

桃、杏二仁，质润多含油脂，故有较好的润燥之功。二者善走气血，故可行气活血。吾侪常用于气滞血瘀之诸痛，津枯肠燥之便秘，屡收良效。并尝治噎膈（食道癌）诸症，若伍以旋覆花、代赭石、茜草根、藤梨根、半枝莲等，对其症状的缓解尚有一定的疗效。

二、丹皮 丹参

【单味功用】

丹皮又名牡丹皮。其味辛、苦，性微寒。入心、肝、肾经。本品性寒苦泄，其气清芬，其色赤，专入血分，既可凉血，又可活血，使血凉而不瘀，血活而不妄行。它既能泻血中伏火，又能散热壅血瘀，用于治疗肝郁火旺所引起的发热（下午较甚）、盗汗或自汗、头痛目涩、颊赤口干、月经不调，以及阴虚发热或阴分伏热，夜热早凉等症；又治热入营血，以致吐、衄、下血、斑疹热毒等症，也治经闭、痛经、月经不调、腹中瘀块、跌打损伤，以及热痔疮疡、风热痒疹、肠痈诸症。另外，本品还治高血压、动脉硬化，证属肝郁积热者，包括眼底动脉硬化、血管痉挛、眼底出血等。

丹参（见第 140 页）。

【伍用功用】

丹参活血化瘀，祛瘀生新，消肿止痛，养血安神；丹皮清热凉血，活血散瘀，清肝降压。丹皮长于凉血散瘀，清透阴分伏火；丹参善于活血化瘀，祛瘀生新。二药伍用，凉血活血，祛瘀生新，清透邪热之力增强。

【主　治】

1. 风热入于血分，发为斑疹热毒、吐血、衄血、下血、风疹、痒疹以及皮下出血等症。

2. 血热瘀滞，月经不调，经闭，痛经，腹中包块，产后瘀滞，少腹疼痛等症。

3. 阴虚发热、低热不退者。

4. 热痹，关节红肿热痛者。

【常用量】

丹皮 6~10 克；丹参 10~15 克。

【经　验】

丹皮、丹参伍用，治疗范围很广，治血证（吐血、衄血、下血）多与生艾叶、生荷叶、生柏叶、生地黄伍用。治瘀血诸疾，多与生蒲黄、五灵脂参合。治阴虚发热，低热不退，久久不愈者，可与青蒿、鳖甲、白茅根配伍。治热痹、风湿性关节炎，有风湿热活动者，常与黄柏、苍术、乳香、没药参伍。

三、三棱　莪术

【单味功用】

三棱又名京三棱。其味辛、苦，性平。入肝、脾经。本品苦平降泄，入肝脾血分，破血中之气，功专破血祛瘀、行气止痛、化积消块，用于治疗血瘀经闭、腹中包块、产后瘀滞腹痛，以及饮食停滞所引起的胸腹胀满、疼痛之症，又可用于肝脾肿大、胁下胀痛、跌打损伤、疮肿坚硬。

莪术又名蓬莪术。其味辛、苦，性温。入肝、脾经。本品辛温行散，苦温降泄，入肝脾气分，功专行气破血、散瘀通经、消积化食，用于治疗气滞血瘀引起的经闭、痛经、腹中包块（相当于附件炎等），以及癥瘕积聚、心腹疼痛、胁下胀痛（类似肝硬化时的肝脾肿大等）等症，又能治疗饮食积滞、脘胀满闷作痛，以及跌打损伤之症。另外，还有抗肿瘤作用，可用于治疗子宫颈癌、外阴癌以及皮肤癌等。

【伍用功用】

三棱苦平辛散，入肝脾血分，为血中气药，长于破血中之气，以破血通经；莪术苦辛温香，入肝脾气分，为气中血药，善破气中之血，以破气消积。二药伍用，气血双施，活血化瘀，行气止痛，化积消块力彰。

【主　治】

1. 血瘀经闭，行经腹痛，腹中包块（癥瘕积聚）。

2. 肝脾肿大诸症。

3. 食积腹痛等症。

4. 也可用于治疗癌肿诸症。

【常用量】

三棱 5~10 克；莪术 5~10 克。

【经　验】

三棱、莪术伍用，出自《经验良方》三棱丸，用于治疗血滞经闭腹痛。

张锡纯谓："三棱、莪术，若治陡然腹胁疼痛，由于气血凝滞者，可用三棱、莪术，不必以补药佐之；若治瘀血积久过坚者，原非数剂所能愈，必以补药佐之，方能久服无弊。或用黄芪18克，三棱、莪术各10克，或减黄芪10克，加野台党参10克，其补破之力皆可相敌，不但气血不受伤损，瘀血之化亦较速，盖人之气血壮旺，愈能驾驭药力以胜痛也。"又说："三棱气味俱淡，微有辛意；莪术味微苦，气微香，亦微有辛意，性皆微温，为化瘀血之要药。以治男子痃癖，女子癥瘕，月经不通，性非猛烈而建功甚速。其行气之力，又能治心腹疼痛，胁下胀痛，一切血凝气滞之证。若与参、术、芪诸药并用，大能开胃增食，调气和血。"

四、乳香　没药

【单味功用】

乳香为橄榄科乔木乳香树及其同属植物皮部渗出的油胶树脂。它垂滴如乳头，气味芬芳走窜，故命乳香。其味辛、苦，性温。入心、肝、脾经。本品辛散温通，能宣通经络、活血消瘀、消肿止痛、生肌长肉，用于治疗瘀血阻滞引起的心腹诸痛（包括心绞痛、胃痛、腹痛、痛经、产后腹痛等）、跌打损伤、痈疽疮疡以及痹痛筋挛等症，又治疮疡溃烂、肌肉不生、经久不愈等症。

没药为橄榄科植物没药树或其他同属植物茎干皮部渗出的油胶树脂。其味苦、辛，性平。入肝经。本品辛平芳香，既能通滞散瘀止痛，又能生肌排脓敛疮，为行气散瘀止痛之要药。用于治疗气血凝滞引起的经行腹痛、月经困难、胸胁腹痛以及跌仆伤痛、风湿痹痛、疮痈肿毒等症。

【伍用功用】

乳香辛温香润，能于血中行气，舒筋活络，消肿止痛。没药苦泄力强，功擅活血散瘀，消肿止痛。乳香以行气活血为主，没药以活血散瘀为要。二药参合，气血兼固，敢效尤捷，共奏宣通脏腑、流通经络、活血祛瘀、消肿止痛、敛疮生肌之功。

【主　治】

1. 脏腑经络、气血凝滞，以致脘腹疼痛、女子经行不畅、行经腹痛、产后腹痛等症。

2. 跌仆伤痛、风湿痹痛、疮疡肿痛等症。

3. 心绞痛、妇女宫外孕诸症。

【常用量】

乳香 3~10 克；没药 3~10 克。

【经　验】

香、没药以制后入药，故临证处方时以制乳没并书。

乳香、没药伍用，出自《证治准绳》乳香止痛散，治疮肿疼痛。张锡纯《医学衷中参西录》云："乳香、没药二药并用，为宣通脏腑、流通经络之要药。故凡心胃胁腹肢体关节诸疼痛皆能治之。又善治女子行经腹痛，产后瘀血作痛，月事不以时下。其通气活血之力，又善治风寒湿痹，周身麻木，四肢不遂及一切疮疡肿疼，或其疮硬不痛。外用为粉以敷疮疡，能解毒、消肿、生肌、止疼，虽为开通之品，不至耗伤气血，诚良药也。"又云："乳香、没药不但流通经络之气血，诸凡脏腑中，有气血凝滞，二药皆能流通之。医者但知见其善入经络，用之以消疮疡，或外敷疮疡，而不知用之以调脏腑之气血，斯岂知乳香、没药者哉。"

乳香、没药与当归、丹参伍用，张锡纯命为活络效灵丹。"治气血凝滞，痃癖癥瘕，心腹疼痛，腿疼臂疼，内外疮疡，一切脏腑积聚，经络湮瘀。"已故老中医李汉卿先生，运用本方化裁，治疗宫外孕诸症，屡用屡验，可谓一大发现矣。笔者尝治年近古稀的妇人，肘膝关节肿痛 2 年，以热痛为主，入阴为甚，影响睡眠，X 线摄片提示，右肘、右膝关节腔变窄，骨质有明显破坏。用手触及患部，亦有明显热感，关节活动受限，生活不能完全自理，投以当归 10 克、丹参 15 克、乳没各 4.5 克、赤芍 10 克、鸡血藤 15 克，水煎服。药服 3 剂，疼痛减轻一半，再投 3 剂，热痛已除，唯肿势如故，拟以原方加大 5 倍量，炼蜜为丸，每个重 10 克，早、晚各服 1 丸，开水送下。丸药连服 3 料，关节肿势有减，功能活动亦有明显改善，除生活尚能自理外，还可操持一些家务劳动。

五、花蕊石 钟乳石

【单味功用】

花蕊石为含蛇纹石大理岩矿的石块。其色黄，石块中间有淡白点似花状，故名花蕊石。其味酸、涩，性平。入肝经。本品酸涩收敛，既能止血，又能化瘀。它的药性平和，止血而不使血瘀，化瘀而不伤新血，为治血病之要药。用于治疗咯血、衄血、吐血、崩漏下血、产后血晕、胎衣不下以及外伤出血等症。

钟乳石为碳酸盐类矿物钟乳石的矿石。其味甘，性温。入肺、肾经。本品能温肺气、壮元阳、破痼冷、生气血、下乳汁，用于治疗虚劳喘咳、寒嗽、阳痿、腰足冷痹、乳汁不通等症。

【伍用功用】

花蕊石长于化瘀止血，钟乳石善于温肺纳气，以平喘逆。二药伍用，益气强肺，祛瘀生新，下气止血之力增强。

【主 治】

1. 肺组织损伤（支气管扩张、肺结核、肺脓疡等）引起的咯血等症。

2. 衄血、吐血、崩漏下血等症。

【常用量】

花蕊石 6~10 克；钟乳石 10~15 克。

【经　　验】

《十药神书》载，煅花蕊石为末，谓之花蕊石散，用于治疗咳血诸症。施老经验，若与钟乳石伍用，其功益彰，不仅止血神速，且无留瘀之弊。

六、三七　白及

【单味功用】

三七（见第 113 页）。

白及味苦、甘、涩，性微寒。入肝、肺、胃经。本品质黏而涩，功专收敛止血，又能消肿生肌，用于治疗肺、胃络脉受损引起的咯血、吐血等症。施老用于治疗肺结核、肺脓疡、支气管扩张引起的咯血，以及胃溃疡吐血、胃十二指肠穿孔等症。

【伍用功用】

三七活血散瘀止血，消肿止痛；白及补肺生肌，收敛止血。三七走而不守，白及守而不走。三七以散为主，白及以收为要。二药伍用，一走一守，一散一收，相互促进，相互制约，补肺生肌，行瘀止血之力增强。

【主　　治】

1. 肺组织损伤（肺结核、支气管扩张等）引起的咯血诸症。

2. 吐血（胃出血所致）、尿血、便血、衄血等症。

【常　用　量】

三七 3~10 克；白及 3~10 克。

【经　验】

三七、白及伍用，善治出血性病证。根据用药习惯，多采用粉剂吞服，一般来说，每服 1.5~3 克，日服 2~3 次。

七、蒲黄　五灵脂

【单味功用】

蒲黄为香蒲草的成熟花粉。其味甘、辛，性凉。入肝、心包经。本品生用性滑，长于行血消瘀，用于治疗心痛、胃痛、腹痛、痛经、产后瘀滞腹痛等症；炒用收涩，善于止血，用于治疗咳血、吐血、衄血、尿血、便血以及崩漏下血等症。

五灵脂为寒号鸟的干燥粪便。本品如凝脂，而受五行之灵气而得名。其味苦、甘，性温。入肝、脾经。能通利血脉、散瘀止痛，用于治疗气血瘀滞，心（包括冠心病心绞痛）、腹（包括胃痛、疝痛）、胁肋诸痛，以及痛经、经闭、产后瘀阻等症。

五灵脂炒用，能够化瘀止血，用于治疗妇女崩漏、月经过多等症。

【伍用功用】

蒲黄辛香行散，性凉而利，专入血分，功善凉血止血，活血消瘀；五灵脂气味俱厚，专走血分，功专活血行瘀，行气止痛。二药伍用，通利血脉，活血散瘀，消肿止痛的力量增强。

【主　治】

1. 气滞血瘀，心腹疼痛（包括冠心病引起的心绞痛、胃脘痛）诸症。

2. 妇女月经不调，痛经，产后恶露不行，子宫收缩不全，少腹疼痛等症。

【常用量】

蒲黄 6~10 克；五灵脂 6~12 克，同布包煎。

【经　验】

五灵脂、蒲黄伍用，名曰失笑散，出自《太平惠民和剂局方》。治男女老少心痛，腹痛，少腹痛，小肠疝气，诸药不效者。

施老经验，治妇科疾病，多伍以当归、川芎、香附配伍；治胃寒而痛，与干姜炭、高良姜伍用；治心绞痛，与紫丹参、三七、葛根、降香参合。

八、当归　川芎

【单味功用】

当归（见第 130 页）。

川芎又名芎䓖、抚芎。其味辛，性温。入肝、胆、心包经。本品辛温香窜，走而不守，能上行巅顶（头顶），下达血海，外彻皮毛，旁通四肢，为血中之气药。故有活血行气、祛风止痛之功，用于治疗冠心病心绞痛、妇女月经不调、经闭、痛经、难产、胞衣不下，以及头痛、目痛、跌打损伤、疮疡肿痛、风湿痹痛等症。

【伍用功用】

当归补血调经，活血止痛，祛瘀消肿，润燥滑肠；川芎行气活血，祛风止痛。当归以养血为主，川芎以行气为最。二药伍用，气血兼顾，养血调经，行气活血，散瘀止痛之力增强。

【主　治】

1. 月经不调、经行腹痛、产后瘀血腹痛等症。

2. 疮疡肿痛诸症。

3. 风湿痹痛。

4. 血虚、血瘀头痛。

【常用量】

当归 6~10 克；川芎 6~10 克。

【经　验】

当归、川芎伍用，名曰佛手散，又名芎归散，出自《普济本事方》。治妊娠伤胎、难产、胞衣不下等症。

《医宗金鉴》谓："命名不曰归芎，而曰佛手者，谓妇人胎前，产后诸症，如佛手之神妙也。当归、川芎为血分之主药，性温而味甘、辛，以温能和血，甘能补血，辛能散血也。"明代张景岳云："一名芎归汤，亦名当归汤。治产后去血过多，烦晕不省，一切胎气不安，亦下死胎。"

九、桃仁　红花

【单味功用】

桃仁（见第 232 页）。

红花味辛、性温。入心、肝经。本品辛散温通，能活血通经、祛瘀止痛，用于治疗血瘀心胸疼痛（包括冠心病心绞痛）、经闭、痛经、产后恶露不尽、瘀血积滞、小腹胀痛，还可用于治疗跌打损伤、瘀血肿痛以及关节酸痛等症。

另外，本品小剂量入药，尚有调养气血之功，可用于治疗产后血晕，症见头晕、眼花、气冷，甚至出现口噤（牙关紧闭，不易张开）者。

【伍用功用】

桃仁破血行瘀，润燥滑肠；红花活血通经，祛瘀止痛。桃仁破瘀力强，红花行血力胜。二药伍用，相互促进，活血通经，祛瘀生新，消肿止痛的力量增强。

【主　　治】

1. 心血瘀阻，心胸疼痛（包括冠心病心绞痛、胃脘痛）。

2. 血滞经闭、痛经诸症。

3. 各种原因引起的瘀血肿痛等症。

【常　用　量】

桃仁6~10克；红花6~10克。

【经　　验】

桃仁、红花伍用，出自《医宗金鉴》桃红四物汤，又名元戎四物汤。治妇女月经不调，痛经，经前腹痛，或经行不畅而有血块、色紫暗，或血瘀而致的月经过多、淋沥不净。

十、大黄　䗪虫

【单味功用】

大黄（见第176页）。

䗪虫又叫地鳖、土鳖、土元。其味咸,性寒。有小毒。入肝经。本品既能破瘀血、消肿块、通经闭,用于治疗血滞经闭、月经不调、癥瘕积聚、产后瘀血腹痛等症;又可逐瘀止痛、接骨续筋,用于治疗骨折伤筋疼痛等症。

【伍用功用】

大黄破积导滞,泻火凉血,行瘀通经;䗪虫破血逐瘀,通络理伤。䗪虫入肝经,走血分而化瘀血;大黄入血分而逐瘀血。二药伍用,相互促进,破血逐瘀,通经止痛,消癥散结之力增强。

【主　　治】

血瘀经闭,癥瘕肿块,肌肤甲错(即肌肉消瘦,皮肤干糙),两目黯黑,或有潮热,以及跌打瘀血肿痛等症。

【常　用　量】

大黄 3~10 克;䗪虫 3~6 克。

【经　　验】

大黄、䗪虫伍用,出自《金匮要略》大黄䗪虫丸。治五劳虚极羸瘦,腹满,不能食,食伤,忧伤,饮伤,房室伤,饥伤,经络营卫气伤,内有干血,肌肤甲错,两目黯。

十一、月季花　代代花

【单味功用】

月季花又名四季花、月月红、月月开。为蔷薇科常绿小灌木月季的花蕾或微开放的花。其味甘，性温。入肝、脾经。本品气味清香，甘温通利，长于活血调经，多用于治疗肝气不舒、经脉瘀滞致月经不调、胸腹胀痛等症；又能消肿止痛，治跌打损伤、瘰疬未溃、疮疖肿毒等症。

代代花（见第 152 页）。

【伍用功用】

月季花甘温通利，活血调经，消肿止痛；代代花甘平行散，理气宽胸，开胃止呕。月季花重在活血，代代花偏于行气。二药伍用，一气一血，气血双调，调经活血，行气止痛甚效。

【主　　治】

1. 妇女肝气不舒，气血失调，经脉瘀阻不畅，以致月经不调、胸腹疼痛、食欲不振，甚或恶心呕吐等症。

2. 月经不调、不孕等症。

【常　用　量】

月季花 3~6 克；代代花 3~6 克，后下煎服。

十二、艾叶　香附

【单味功用】

艾叶味苦、辛，性温。入肝脾、肾经。本品苦燥辛散，芳香而温。专入足三阴经，以温气血、通经脉、逐寒湿、止冷痛，用于治疗下焦虚寒、腹中冷痛、经寒不调、宫冷不孕等症。本品炒用，尚有止血之功，用于治疗虚寒性月经过多、崩漏带下、妊娠胎漏，以及吐、衄、下血等症。

香附（见第212页）。

【伍用功用】

艾叶温经止血，暖胞散寒止痛；香附开郁调经，行气止痛。艾叶除沉寒痼冷为主，香附开郁散气为要。二药参合，温开并举，调经散寒，理血利气，通经止痛的力量增强。

【主　治】

1. 下焦虚寒，肝郁气滞，以致月经不调、少腹冷痛、宫冷不孕、带下绵绵等症。
2. 心腹诸症。

【常用量】

艾叶6~10克；香附6~12克。

【经　验】

艾叶、香附伍用，出自《寿世保元》艾附暖宫丸。治子宫虚寒不孕，月经不调，肚腹时痛，胸膈胀闷，肢怠食减，腰酸带下等症。

第十六章 宁心安神疗失眠类

第一节 养神、补心安眠

一、茯苓 茯神

【单味功用】

茯苓（见第 162 页）。

茯神为茯苓菌的菌核抱松根而生的部分。其味甘、淡，性平。入心、脾经。因本品抱木心而生，故入心者居多，功专导心经之痰湿，以开心益智、安魂养神，用于治疗心虚惊悸、失眠、健忘、惊痫、小便不利。

【伍用功用】

茯苓甘平，色白入肺，其气先升（清肺化源）后降（下降利水），功专益脾宁心，利窍除湿；茯神甘平，抱木心而生，善走心经，而宁心安神。茯苓以通心气于肾，使热从小便出为主，茯神以导心经之痰湿而安魂宁神为要。二药参合，协同为用，通心气于肾，令水火既济，心肾相交而宁心安神治失眠益彰。

【主 治】

水火不济，以致心慌、少气、夜寐不安、失眠、健忘等症。

【常 用 量】

茯苓 6~10 克；茯神 6~15 克。

【经 验】

茯苓、茯神伍用，善治神经衰弱，表现为心气不足，浮越于外，而不能下交于肾者。二药伍用机理，以茯苓上通心气，而后下交于肾，令其水火相济也。茯神始见于《名医别录》，后世医家治心病必用茯神，金代医家张洁古云："风眩心虚非茯神不能除。"故二者相须为用，宁心安神之力益彰。

二、茯神　麦冬

【单味功用】

茯神（见第 248 页）。

麦冬（见第 29 页）。

【伍用功用】

茯神入心经以导其痰湿，而开心益智，安魂定魄，宁心安神；麦冬甘寒养阴，苦寒清热，生津益胃，润肺清心除烦。二药伍用，养心安神，增进睡眠力彰。

【主　治】

心阴不足，心失所养，阴不敛阳，心阳外越，以致头昏、口干、舌红、心烦、失眠等症。

【常用量】

茯神 10~15 克；麦冬 6~10 克。

【经　验】

施老临证处方时，习惯以朱茯神、朱寸冬配伍应用，意即茯神、麦冬二药用朱砂拌之，以引药力入于心经，而达养心潜阳，镇静安神，增进睡眠之功。

三、生枣仁　熟枣仁

【单味功用】

酸枣仁为鼠李科落叶灌木或乔木酸枣的成熟种子。其味甘、酸,性平。入心、脾、肝、胆经。临床应用有生、炒两种。

生枣仁即是酸枣仁的生品入药。酸枣味酸性收,枣仁则甘润性平,入心、脾、肝、胆经。本品能宣通肝、胆二经之滞,以通利血脉、清泻虚热,用于治疗胆热好眠、心腹寒热、邪气结聚、血痹等症。

熟枣仁即是酸枣仁炒熟入药。本品味甘而润,能收敛肝、脾津液,以补肝体制肝用,用于治疗肝胆不足引起的虚烦不眠、烦渴、多汗等症。

【伍用功用】

熟枣仁补肝宁心安神,生枣仁清肝宁心安神。熟枣仁收敛津液,以补肝体为用,生枣仁以疏利肝胆血脉,以清虚热为用。二药参合,一补一清,清补合法,宁心安神的力量增强。

【主　　治】

血虚不能养心,或虚火上炎,以致心悸、失眠、出汗等症。

【常　用　量】

生枣仁 6~15 克;熟枣仁 6~15 克。

【经　　验】

枣仁善治失眠诸症,现代药理证明:本品水溶性成分有镇静、催眠作用。《本经逢原》云:"酸枣仁,熟则收敛精液,故疗胆虚不得眠,烦渴虚汗之证;

生则导虚热，故疗胆热好眠，神昏倦怠之证。"

经谓肝藏血，心主血，肝藏魂，心藏神，故取枣仁以养心阴、益肝血而宁心安神治失眠是也。

四、酸枣仁 柏子仁

【单味功用】

酸枣仁（见第 250 页）。

柏子仁为侧柏的种仁。其味甘、辛，性平。入心、肾、大肠经。本品辛甘平润，气香能通心脾，它既能养心血而宁心安神，用于治疗心血不足，心失所养而引起的心悸怔忡、虚烦失眠等症；又能润肠通便（因本品质体滋润，含有丰富的油脂，故可润畅通便），可用于治疗阴虚、产后、老人的肠燥便秘等症。另外，还可用于治疗阴虚盗汗等症。

【伍用功用】

酸枣仁养心阴、益肝血，清肝胆虚热而宁心安神；柏子仁养心气、润肾燥，安魂定魄，益智宁神。二药伍用，相得益彰，宁心安神，疗失眠甚效。

【主　治】

1. 血虚心失所养，心阳外越，以致心悸、怔忡、惊悸、失眠等症。

2. 各种心脏病心悸、不眠者。

3. 兼治血虚津亏肠燥之大便秘结等症。

【常　用　量】

酸枣仁 10~15 克；柏子仁 10~12 克，同捣煎服。

【经　　验】

酸枣仁、柏子仁伍用，为有效的滋养性安神之剂。治心脏病之心悸（心动过速）者，与卧蛋草、仙鹤草参合，其效更著；若兼见心胸疼痛者，伍用以卧蛋草、分心木，其效更佳；治血虚肠燥大便干者，可与火麻仁、郁李仁之辈参合，其效益彰。

五、远志　石菖蒲

【单味功用】

远志为远志科多年生草本植物远志的根皮。本品能益肾强志，故有远志之名。其味苦、辛，性温。入肺、心经。既能宁心安神，治失眠、惊悸；又可豁痰开窍、化痰止咳，治痰迷神昏、咳嗽多痰等症；还能交通心肾，以苦温泄热振心阳，使心气下交于肾，以辛温化肾寒，令肾气上达于心，以致阴平阳秘，水火既济，失眠之症可除。

石菖蒲（见第 91 页）。

【伍用功用】

远志芳香清冽，辛温行散，宁心安神，散郁化痰；菖蒲辛散温通，利气通窍，辟浊化湿，理气化痰，活血止痛。远志通于肾交于心，菖蒲开窍启闭宁神。二药伍用，益肾健脑聪智，开窍启闭宁神之力增强。

【主　　治】

1.头昏、头脑不清，心神不稳，心烦意乱，失眠，记忆力减退，甚或表情淡漠、痴呆等症。

2.中风，中风后遗症，症见神志不清，舌根发僵，言语艰难者。

【常用量】

远志 6~10 克；石菖蒲 3~10 克。

【经　验】

远志、菖蒲伍用，名曰远志汤，出自《圣济总录》。以治久心痛。《千金要方》加入龟板、龙骨，名云孔圣枕中丹。用于治疗心血虚弱，精神恍惚，心神不安，健忘，失眠等症。我们体会，凡属神经衰弱，见眠差、记忆力减退者确有实效。对于情志不遂，以致表情淡漠，甚或痴呆、失眠、不安等症者，常与温胆汤合用，多收良效。若干根发僵，宜与炒白术、生蒲黄配伍。

施老临证处方时，习惯以焦远志、节菖蒲二药并书伍用。远志炒焦之意，即去其内含之远志皂苷以免刺激胃黏膜而反射地引起恶心。节菖蒲即九节菖蒲，本品根瘦节密，一寸有九个节。施老体验，此类品种疗效较好。

六、何首乌　刺蒺藜

【单味功用】

何首乌又名首乌。其味苦、涩，性微温。制熟其味兼甘。入肝、肾经。它的根入土最深，其藤蔓延，极多且长，入夜交缠，含至阴之气，所以专入于肾，以补养真阴、益精填髓，用于治疗肝肾两虚、精血不足所引起的头昏眼花、耳鸣重听、失眠健忘、须发早白、腰膝酸软、梦遗滑精，以及妇女产后带下等症。另外，也可用于治疗疟疾久发不止、气血虚弱之证。近代研究，还可用于治疗高血压、血管硬化、高胆固醇血症。

首乌生品入药，尚有解毒、通便之功，用于治疗瘰疬、疮痈、皮肤瘙痒，以及虚人、老人大便秘结之症。

刺蒺藜又叫白蒺藜。其味苦、辛,性平。入肝经。本品质轻色白,可升可降,可散可补。它既可宣散肝经风邪,以祛风明目、除风止痒,用于治疗风热为患,以致目赤多泪、头目疼痛,以及风疹瘙痒、白癜风等;又能平肝息风、疏肝解郁,用于治疗肝经风邪上扰,以致头晕、目眩、头痛等症(高血压病,证属肝阳上亢者也可使用);也可用于肝气郁结所引起的胸胁不舒、乳闭不通、乳房胀痛等症。另外,它还有行血祛瘀之功,可用于癥瘕积聚(肝脾肿大可用)以及冠心病心绞痛。

【伍用功用】

何首乌不寒不燥,养血益肝,固精益肾,健筋骨,乌须发,为滋补良药;白蒺藜性升而散,专走头目而祛风明目,通络止痛。首乌善补以守为主,白蒺藜辛散温通,以走为要。二药合用,一守一走,相互制约,相互为用,益肾平肝,散风热、止疼痛益彰。

【主　　治】

1. 用脑过度,肝肾阴虚,以致头昏、头痛、失眠、记忆力减退等症。
2. 高血压、动脉硬化、头晕等症。

【常　用　量】

何首乌 10~15 克;刺蒺藜 10~15 克。

【经　　验】

首乌入药有生首乌、制首乌之分。前者润肠,解疮毒;后者补肝肾,益精血,壮筋骨。施老临证用药习取制品,意即消其滑肠之弊,增强其补益之功。

制首乌、白蒺藜伍用,善治肝肾不足,精血亏损水不涵木,肝阳上扰诸症,若与女贞子、旱莲草参合,其效更著。笔者体会,临床之际,以头昏为主,多取何首乌,少用白蒺藜;若以头痛为甚者,多取白蒺藜,少用制首乌;昏、痛并重,二者各半。

七、甘松　鹿角霜

【单味功用】

甘松味甘，性温。入脾、胃经。本品温而不热，甘而不滞，其气芳香，功专醒脾健胃、顺气消食、理气止痛，用于治疗气郁引起的胸腹胀满、胃脘疼痛（类似神经性胃痛）、食欲不振、头痛、脏躁（类似癔病）、脚气、转筋。

鹿角霜为鹿角熬胶后所存的残渣，每500克残渣再吸入鹿角胶60克即得。其味咸，性温。入肝、肾经。能温补肝肾、生精补髓、强督脉、壮筋骨，用于肾阳不足引起的畏寒肢冷、阳痿、遗精、腰酸脚软、脾胃虚寒、食少便溏、子宫虚冷、崩漏带下等症。

【伍用功用】

甘松理气止痛，开郁醒脾；鹿角霜温补肝肾，强筋骨，活血消肿。甘松偏于散，鹿角霜偏于守。二药伍用，一散一守，相互制约，相互为用，共奏理气开郁、健脑益智、安心神、疗失眠之功。

【主　治】

1. 用脑过度，元精受损，以致头昏、头响、失眠、健忘等症。
2. 低血压之头昏、头晕等症。

【常用量】

甘松3~10克；鹿角霜4.5~10克。

【经　验】

制首乌、白蒺藜伍用，香甘松、鹿角霜伍用，均可以治疗头昏、头晕等症。前者以精血不足、血不荣上为主，后者以阳虚精少、气机不畅为要，二者不可不辨。

八、百合　知母

【单味功用】

百合味甘,性微寒。入心、肺经。本品气味稍缓,甘中有收,既能清心肺之余热,而敛气养心、安神定魄,用于治疗热性病后、余热未尽所引起的神思恍惚、烦躁失眠、莫名所苦的"百合病";又能润肺止咳,用于治疗肺燥咳嗽,或肺虚久咳,或阴虚久咳、痰中带血等症。

知母(见第 20 页)。

【伍用功用】

百合甘平,宁心安神,润肺止咳,利二便、止涕泪;知母清热泻火,滋阴润燥。百合甘寒清润而不腻,知母苦寒降火而不燥。百合偏于补,知母偏于泻。二药伍用,一润一清,一补一泻,共奏润肺清热、宁心安神之效。

【主　　治】

1. 阴虚或温热病后余热未清,以致头昏、心烦不安、失眠等症。

2. 情志不遂,以致精神恍惚、不能自制等症。

【常　用　量】

百合 10~30 克;知母 6~10 克。

【经　　验】

百合、知母伍用,名曰百合知母汤,出自《金匮要略》。治百合病误汗后,津液受伤,虚热加重,心烦口渴者。

第二节　清心安神

一、酸枣仁　栀子

【单味功用】

酸枣仁（见第250页）。

栀子（见第7页）。

【伍用功用】

酸枣仁甘酸而润，养心安神，清心除烦，益阴敛汗；栀子味苦性寒，质体轻浮，能升能降，清热泻火，凉血解毒，清心除烦。酸枣仁以补为主，栀子以泻为要。二药参合，一补一泻，相互为用，清心凉肝，泻热除烦，安心神，疗失眠的力量增强。

【主　治】

心火过盛，以致烦躁不宁、失眠、多梦等症。

【常用量】

酸枣仁6~10克；栀子4.5~6克。

【经　验】

施老临证处方时，习惯以生枣仁、生栀仁配伍应用。酸枣仁生品善清，熟品善补。栀子仁生品入药，也是取其清心热之长。二药协同为用，清热除烦、安神增眠的力量增强。

生枣仁、生栀仁伍用，善治心热火旺的失眠诸症。不论虚火、实火，均堪使用。属虚火者，常与女贞子、旱莲草参合；属实火者，可与黄连、肉桂伍用，但肉桂用量不宜太大，少佐即可。

二、半夏　夏枯草

【单味功用】

半夏（见第 61 页）。

夏枯草于夏至之日即枯，故得名夏枯草。其味辛、苦，性寒，入肝、胆经。它既能清泄肝火，用于治疗肝火上炎所引起的目赤肿痛、眼珠疼痛、羞明流泪、头痛、眩晕等症；又能清热泻火、解郁散结，用于治疗痰火郁结所引起的瘰疬（类似淋巴腺结核）、瘿瘤（类似单纯甲状腺肿）；还能清热泻火、平肝降压，用于治疗肝阳上亢型的高血压病，症见头痛、耳鸣、眼花、烦热汗出、性情急躁、失眠者。另外，还可治疗慢性咽喉炎、舌炎、乳腺炎、浸润性肺结核、小儿暑疖（即小儿夏季患的疖疮）以及癌肿初期。

【伍用功用】

半夏燥湿化痰，降逆止呕，消痞散结；夏枯草清肝火，散瘀结。半夏得至阴之气而生，夏枯草得至阳之气而长。二药伍用，和调肝胆，平衡阴阳，交通季节，顺应阴阳而治失眠。

【主　　治】

痰热为患，遏阻中焦，以致胸闷、头昏、头痛、失眠等症，证属阴阳失调者。

【常用量】

半夏 6~10 克；夏枯草 6~15 克。

【经　　验】

施老临证处方时，习用清半夏。清半夏是将半夏放入缸内，于阴凉处用凉水浸漂，按天气冷热及药的大小等具体情况适当掌握漂的天数及换水次数，一般来说，漂 1~2 周，每日换水 1~2 次，隔 1~2 天翻动一次，在浸漂后期如起白沫时，须加白矾（每 50 千克加白矾 1 千克），有时要加 2 次，加白矾后泡 1 日，再换水，漂至口尝微有麻辣时捞出，再用白矾水将药煮透至内无白心时捞出晾干备用。

清半夏、夏枯草伍用，用于治疗失眠诸症。配伍之意，乃取交通季节，顺应阴阳也。《冷庐医话》引《医学秘旨》谓："余尝治一人患不眠，心肾兼补之药，偏尝不效，诊其脉，知为阴阳违和，二气不交，以半夏 10 克，夏枯草 10 克，浓煎服之，即得安眠，仍投补心等药而愈。盖半夏得至阴而生，夏枯草得至阳而长，是阴阳配合之妙也。"

三、肉桂　黄连

【单味功用】

肉桂（见第 142 页）。
黄连（见第 76 页）。

【伍用功用】

肉桂辛热，温营血，助气化，通血脉，散寒凝；黄连苦寒，清热燥湿，泻火解毒。肉桂温热，擅长和心血，补命火；黄连苦寒，善于清心热，泻心火。二药参合，寒热并用，相辅相成，并有泻南补北、交通心肾之妙用，故可治失眠。明代李时珍说："一冷一热，一阴一阳，阴阳相济，最得制方之妙，所以有成功而无偏胜之害也。"

【主　治】

1.口舌生疮（口腔溃疡）。

2.更年期综合征，症见五心烦热、烘热、出汗、头晕、耳鸣、腰膝酸软、心悸、失眠、月经经期紊乱。

【常用量】

肉桂 4.5~6 克；黄连 4.5~10 克。

【经　验】

黄连、肉桂伍用，名曰交泰丸。本方出自《韩氏医通》，但无方名。云："黄连生用为君，佐官桂少汗，煎百沸，入蜜，空腹服，能使心肾交于顷刻。"到了清代王世雄《四科简效方》谓：生川黄连五钱，肉桂心五分，研细，白蜜丸，空心淡盐汤下。治心肾不交，怔忡无寐，名交泰丸，盖王氏黄连、肉桂用药比例 10：1，深究机制是沟通寒热，以防格拒矣。

心肾不交指心阳与肾阴的生理关系失调的病变。肾阴不足或心火扰动，均能使两者失去正常的协调关系。其主要证候有心烦、失眠、多梦、心悸、遗精等。多见于神经官能症及慢性虚弱人。

四、黄连　阿胶

【单味功用】

黄连（见第 76 页）。

阿胶（见第 114 页）。

【伍用功用】

黄连清热燥湿，泻火解毒；阿胶补血止血，育阴润燥。黄连苦寒，以泻为主，阿胶甘平，以补为要。二药相合为用，一清一补，一泻一补，养阴清热，安眠止痢甚妙。

【主　　治】

1. 阴亏火旺，心烦失眠等症。

2. 热痢，大便脓血等症。

【常　用　量】

黄连 4.5~6 克；阿胶 6~10 克，炖化冲服。

【经　　验】

黄连、阿胶伍用，出自《伤寒论》黄连阿胶汤。治阴虚火旺而致的心烦、失眠、舌红苔燥，脉细数。施老常用于神经衰弱，证属阴虚火旺者，屡获良效。

《医方集解》引王好古方，以黄连 120 克，阿胶珠 30 克，黄柏 30 克，栀子 15 克，水煎服。治伤寒热毒入胃，下痢脓血者。

五、女贞子 旱莲草

【单味功用】

女贞子又名女贞实、冬青子。为木樨科常绿灌木或小乔木女贞的成熟果实。本品凌冬青翠不凋，有贞守之操，故得女贞之名。其味甘、苦，性平。入肝、肾经。能滋养肝肾、强健筋骨、乌须黑发，治肝肾不足致头晕、耳鸣、腰膝酸软、头发早白等症，又治阴虚阳亢所引起的头昏、目眩、耳鸣等症。另外，还可治疗中心性视网膜炎、早期老年性白内障，证属肝肾阴虚者。

旱莲草为菊科一年生草本植物鳢肠的地上部分。其草结实如小莲房，生于旱地而得名。取鲜品搓揉其茎叶，有黑汁流出，故又叫墨旱莲。其味甘、酸，性寒。入肝、肾经。能益肾养血、凉血止血、乌须黑发，治肝肾阴亏所引起的头昏目眩、牙齿松动、须发早白等症；又能凉血止血，用于治疗肝肾阴虚、肝火亢盛所引起的吐血、咯血、尿血、便血（包括急性出血性肠炎等）、血痢、崩漏下血（包括子宫功能性出血等），以及眼底出血等多种出血性病症。

【伍用功用】

女贞子补肾滋阴，养肝明目，强健筋骨，乌须黑发；旱莲草养肝益肾，凉血止血，乌须黑发。女贞子冬至之日采，旱莲草夏至之日收。二药伍用，有交通季节、顺应阴阳之妙用。二药均入肝、肾两经，相须为用，互相促进，补肝肾、强筋骨，清虚热、疗失眠，凉血止血，乌须黑发之力增强。

【主　治】

1. 肝肾不足，体虚有热诸症。

2. 肝肾阴亏，血不上荣，以致头昏、目眩、失眠、健忘、腿软无力等症。

3. 头发早白，证属肝肾不足者。

4.阴虚火旺，迫血妄行，症见鼻衄、齿衄、咯血、吐血、尿血、便血、崩漏下血等。

【常用量】

女贞子6~10克；旱莲草6~10克。

【经　验】

女贞子、旱莲草伍用，名曰二至丸，出自《证治准绳》。女贞子、旱莲草各等分，炼蜜为丸，每服10克，日服2次。治肝肾阴虚，症见口苦咽干、头晕目眩、失眠多梦、遗精体倦者。也可治鼻衄、齿衄、阴虚吐血。施老经验，二药参合，善治神经衰弱、慢性虚弱疾病，证属肝肾阴虚者，其效颇著。

笔者重用女贞子、旱莲草（各30克），加生地炭、熟地炭、黑芥穗、升麻炭、丹参、地榆炭，尝治子宫功能性出血，证属肝肾阴虚者，其效亦佳。

六、白薇　刺蒺藜

【单味功用】

白薇为萝藦科多年生草本植物白薇的根和根茎。其根细微而色洁白，故名白薇。本品味苦、咸，性寒。入肝、胃经。白薇长于下降，可直达血分。它既能清实热，又可退虚热，且可透邪外达，尤其对血虚所引起的血热最为相宜。善治温热病热入血分，见舌赤身热、手心尤甚、经久不退、肺热咳嗽，以及阴虚内热、产后虚热、汗出过多、头昏头晕，以及胎前产后小便失禁，或热淋、血淋之证。另外，本品还可解毒疗疮，用于治疗疮痈肿毒、咽喉肿痛以及毒蛇咬伤等症。

刺蒺藜（见第 254 页）。

【伍用功用】

刺蒺藜平肝降逆，疏肝散郁，祛风明目；白薇清血热、退低烧，凉肝除烦，安眠。二药伍用，清热平肝，凉血安神，行血止痛之力增强。

【主　　治】

1. 血虚肝热，肝阳上扰，以致头昏、头胀、头痛、失眠、多梦等症。

2. 高血压病，证属血虚肝旺、肝阳上扰引起头晕、头痛者。

【常　用　量】

白薇 6~10 克；刺蒺藜 6~10 克。

【经　　验】

施老临证处方时，习惯以白薇、白蒺藜伍用，善治头昏、头晕头痛诸症，凡证属血虚肝旺者，屡用有验。血热较甚，以头昏、头晕为主者，多取白薇，少用白蒺藜；若头痛颇著，则多用白蒺藜，少取白薇；昏、晕、痛并存，二者各半为宜。

七、半夏　秫米

【单味功用】

半夏（见第 61 页）。

秫米为禾本科一年生草本植物粟的干燥种子。其味甘，性微寒。入肺、大肠经。

能和胃安眠,治脾胃虚弱,或胃失安和,以致夜寐不安,即所谓"胃不和则寐不安"之症。

【伍用功能】

半夏燥湿化痰,和胃降逆,消痞散结;秫米和胃安眠。半夏通阴阳、和表里,使阳入阴而令安眠,秫米和脾胃,制半夏之辛烈,以使安睡。二者参合,阴阳通、脾胃和,其人即可入睡。故《内经》谓"饮药后,覆杯即瞑",言其效之神速也。

【主　　治】

失眠(神经衰弱),证属脾胃虚弱或胃失安和引起的夜寐不安者。

【常　用　量】

半夏 6~10 克;秫米 10~15 克。

【经　　验】

半夏、秫米伍用,出自《内经》半夏秫米汤。治胃不和,夜不得眠之症。明代张景岳谓:"治久病不寐者神效。"我们体会,故凡胃脘不适,以致不能入睡的失眠者,屡用有验。

二者伍用之理,近代医家张锡纯云:"观此方之义,其用半夏,并非为其利痰,诚以半夏生当夏半,乃阴阳交换之时,实为由阳入阴之候,故能通阴阳和表里,使心中之阳渐渐潜藏于阴,而入睡乡也。秫米即芦稷之米(俗名高粱),取其汗浆稠润甘缓,以调和半夏之辛烈也。"

何谓秫米,其说不一,《简明中医辞典》说:"秫米出《名医别录》。别名小米、糯粟、黄米、粟米。为禾本科植物粟的种子。"《本经逢原》云:"秫米俗名糯米。"张锡纯谓:"秫米即芦稷之米(俗名高粱)。"吾侪遵锡纯之说,习用高粱米是也。

第三节　重镇安神

一、龙骨　牡蛎

【单味功用】

龙骨为古代巨型脊椎动物的骨骼化石。其味甘、涩，性微寒。入心、肝经。本品质体沉重、黏涩。生品入药，功专平肝潜阳、镇静安神，用于治疗肝肾阴虚、肝阳上亢所引起的头晕、头胀、目眩、耳鸣、烦躁等症，又治神志不安、心悸、失眠以及惊痫、癫狂等症。煅后入药，功专收敛固涩，用于治疗遗精、滑泄、久泻脱肛、崩漏、带下、自汗、盗汗等症。另外，还可吸湿敛疮，用于治疗湿疹痒疹以及疖疮溃后久不愈合者。也可用于治疗咯血而烦躁不安者。

牡蛎咸寒，重镇安神，平肝潜阳；苦寒泄热，辛寒散结。龙骨以养阴镇潜为主，牡蛎以清肝火、散郁热为要。二药伍用，一镇静、一散郁，相辅相成，共奏镇阳息风、清利上窍之效。

【伍用功用】

龙骨质体重坠，为化石之属，功专平肝潜阳，镇静安神，敛汗固精，止血涩肠，生肌敛疮；牡蛎质体沉重，为贝壳之类，功擅敛阴潜阳，涩精，止汗，止带，化痰，软坚。二药伍用，相互促进，益阴潜阳，镇静安神，软坚散结，涩精，止血，止带之力增强。盖龙骨益阴之中能潜上越之浮阳，牡蛎益阴之中能摄下陷之沉阳，故张仲景常取二药配伍应用。

【主　治】

1. 阴虚阳亢，以致心神不宁、烦躁不安、心悸、怔忡、失眠、健忘、头晕、目眩、耳鸣等症。

2. 高血压病，证属阴虚阳亢、肝阳上扰者。

3. 久泻、久痢诸症。

4. 小便不禁，遗精、滑精，崩漏、带下诸症。

5. 胁下胀疼等症。

6. 咳血、吐血，久不愈者。

【常用量】

龙骨 15~30 克；牡蛎 15~30 克，同打先煎。

【经验】

龙骨、牡蛎伍用，出自《伤寒论》桂枝甘草龙骨牡蛎汤。治火逆证下后，又加烧针，心阳内伤，烦躁不安，以及心悸怔忡等症。

龙骨、牡蛎参合，治神经衰弱诸症，确有镇静安眠之功。其治疗机理，正如张锡纯云："人身阳之精为魂，阴之精为魄。龙骨能安魂，牡蛎能强魄。魂魄安强，精神自足，虚弱自愈也。是龙骨、牡蛎，固为补魂魄精神之妙药也。"又谓："龙骨入肝以安魂，牡蛎入肺以定魄。魂魄者，心神之左辅右弼也。"

张锡纯取生龙骨 30 克、生牡蛎 30 克、山萸肉 30 克、三七 6 克，名曰补络补管汤，治咳血吐血，久不愈者。至于治疗机理，张氏谓："龙骨、牡蛎能收敛上溢之热，使之下行，而上溢之血，亦随之下行归经。"盖气升血亦升，气降血亦降，故用重镇降逆之品，可降气止血是也。

二药伍用，何以能治胁下胀痛？张锡纯云："胁为肝之部位，胁下胀痛者，肝气之横恣也，原当用泻肝之药，又恐与大气下陷者不宜。用龙骨、牡蛎，以敛戢肝火，肝气自不至横恣，此敛之即以泻之，古人之治肝之妙术也。"又云："盖龙骨、牡蛎性虽收涩，而实有开通之力，《神农本草经》谓龙骨消癥瘕，而又有牡蛎之咸能软坚者以辅之，所以有捷效也。"吾侪治胁下胀疼，兼见肝脾肿大者，可与青橘叶、郁金、白蒺藜、合欢皮参合，疗效更捷。

二、紫石英　紫贝齿

【单味功用】

紫石英为一种含氟化钙的矿石,色紫而有光莹,故名紫石英。本品味甘,性温。入心、肝经。既能镇心安神定惊,治心神不安、心悸、怔忡等症;又能降逆气、暖子宫,用于治疗肺虚寒嗽、咳逆上气以及妇女血海虚寒不孕。

紫贝齿为宝贝科软体动物的贝壳。其味咸,性平。入肝、脾经。能清肝明目、镇静安神,治目赤肿痛、头晕、头痛、惊惕不眠以及小儿高烧抽搐等症。

【伍用功用】

紫石英入于血分,上能镇心,定惊悸,安魂魄,镇逆气,重以去怯是也;下能益肝,填补下焦,散阴火,止消渴,暖胞宫。紫贝齿亦走血分,既能清肝明目,又能镇惊安神,为去怯良品。二药相互为用,镇静安神,平肝潜阳,降低血压益彰。

【主　　治】

1. 心神不稳,神志不宁,惊悸,失眠,多梦,寐而不安,头昏目眩等症。
2. 高血压病。

【常　用　量】

紫石英6~12克;紫贝齿6~15克,同打先煎。

三、龙齿 紫贝齿

【单味功用】

龙齿为古代脊椎动物牙齿的化石。其味涩，性凉。入心、肝经。本品质体重坠，能镇心安魂、镇静安神，又除烦热，用于治疗惊痫、癫狂、心悸、失眠、烦热不安等症。

紫贝齿（见第268页）。

【伍用功用】

龙齿为化石之辈，质重味涩，重以去怯，涩可收敛，善镇心安魂，镇惊安神；紫贝齿为贝壳之属，质体亦属重坠，也是镇静安神之良剂。二药相伍为用，去怯之力益彰，功专镇肝潜阳，安魂定魄，降低血压。

【主　　治】

1. 阳不得入于阴而致入睡困难者，兼见心神不稳、头昏、头痛、目眩等症。
2. 高血压病。

【常　用　量】

龙齿10~15克；紫贝齿6~15克，同打先煎。

四、石决明　紫石英

【单味功用】

石决明为鲍科软体动物九孔鲍或盘大鲍的贝壳。本品附石而生，且有明目作用，故得此名。其味咸，性寒。入肝、肾经。石决明得水中阴气以生，其形圆如卵而扁，生品入药则潜降之力甚强，能使肝热、肝火、肝阳迅速下降，以达平肝热、息肝风、泻风热而明目之功，用于治疗风阳上扰、头痛、眩晕、青盲内障、目赤肿痛、惊悸抽搐、骨蒸劳热。

紫石英（见第 268 页）。

【伍用功用】

石决明平肝潜阳，清肝明目；紫石英镇心定惊，温肺，暖宫。紫石英为矿石之品，石决明为贝壳之辈。紫石英镇心平肝以定惊，石决明清热凉肝以镇静。二药参合，镇肝潜阳，平肝降压，泻热息风，明目益彰。

【主　　治】

1. 肝阳上逆，以致头晕、头胀、头痛、目眩、失眠等症。
2. 高血压病。

【常　用　量】

石决明 6~12 克；紫石英 6~12 克，同打先煎。

【经　　验】

紫石英、紫贝齿，青龙齿、紫贝齿，紫石英、生石决明，同可用于治疗高血压病，证属实性者宜用。若面红耳赤，大便秘结，半身肢体麻木者，伍以川军、芒硝，或与全瓜蒌、风化硝参合，其效更著，所谓釜底抽薪，引血下行，以防止脑出血是也。

另外，也常用于治疗失眠诸症，其证仍属肝阳上逆者宜用。

五、紫石英　铁落

【单味功用】

紫石英（见第 268 页）。

铁落又叫生铁洛，即煅铁时烧铁赤沸在砧上打落的细铁屑。含四氧化三铁。其味辛，性平。微毒。清代张石顽云："溃汁煎药，取其性沉，下气最疾，不可过服。"明代李时珍谓："平肝去怯，治善怒发狂。"《名医别录》载："铁落，除胸膈中热气，食不下，止烦。"总之，本品可降火镇惊、镇静安神、平肝潜阳，以治惊悸、癫、狂、痫等症。

【伍用功用】

紫石英其性镇而重，其气暖而补，专行心肝血分，能通奇脉，强心力，引气血下行，镇冲气之上逆；铁落体重而降，功专平肝去怯，宁心神，泻妄火，坠涌痰。紫石英为矿石之辈，铁落为金属之类。二药参合，协力为用，镇肝宁心，去怯安神，降低血压的力量增强。

【主　治】

1. 惊悸、怔忡、头晕、头痛、失眠等症。

2. 癫、狂、痫症。

3. 高血压病，证属实性者。

【常 用 量】

紫石英 6~12 克；铁落 15~30 克，同打先煎。

【经　　验】

《素问·病能论》说："有病怒狂者……使之服以生铁洛为饮，夫生铁洛者，下气疾也。"若伍以紫石英、紫贝齿，其效更著。亦常用来治疗实性高血压病，以及肝阳上扰所引起的头痛、头晕、失眠等症。

六、石决明　磁石

【单味功用】

石决明（见第 270 页）。

磁石（见第 92 页）。

【伍用功用】

石决明平肝潜阳，清肝明目；磁石重镇安神，益肾纳气，平肝潜阳。石决明为贝壳之辈，磁石为矿石之属。贝、石相合，重坠之力益甚。石决明入于肝经，灵磁石偏走肾经。二药参合，有水、木相生之妙用。共奏滋肾平肝、镇惊潜阳、降低血压之功。

【主　　治】

1. 肝肾阴虚，水不涵木，以致肝阳上扰，症见头晕、目眩、头胀、头痛、耳鸣、耳聋、失眠多梦、头重脚轻等。

2. 高血压病。

【常 用 量】

石决明 6~12 克；磁石 10~30 克，同打先煎。

七、紫石英　磁石

【单味功用】

紫石英（见第 268 页）。

磁石（见第 92 页）。

【伍用功用】

紫石英镇心定惊，温肺，暖宫；磁石重镇安神，益肾纳气，平肝潜阳。紫石英以入肝经为主，磁石以走肾经为要。二药伍用，亦有肝肾同治之妙用。另外，二者又为矿石之辈，质体亦属重坠，故参合使用，重镇之力增强。共奏滋肾平肝、镇静安神、降低血压之功。

【主　　治】

1. 肾阴不足，水不涵木，肝阳上逆，以致头昏、耳鸣、失眠、多梦等症。

2. 高血压病，证属虚性者。

【常 用 量】

紫石英 6~12 克；磁石 10~30 克，同打先煎。

【经　　验】

石决明、灵磁石与紫石英、灵磁石均可用于治疗高血压病。而证属肝肾不足，水不涵木，以致肝阳上亢者宜用。吾侪习惯与杞菊地黄汤参合，其降压效果更佳。

八、珍珠母　磁朱丸

【单味功用】

珍珠母为真珠贝及蚌科多种贝的贝壳。本品味甘、咸，性寒。入肝、心经。它既能平肝潜阳、清肝明目，用于治疗肝阴不足、肝阳上亢所引起的头痛、眩晕、耳鸣、烦躁、失眠等症，又治肝虚目昏、视物不明，以及肝热目赤、羞明等症；又能定惊、制酸、止血，以治癫狂、惊痫、胃酸过多、吐血、衄血、血崩。

磁朱丸出自《千金方》，系孙思邈创制。本品由磁石 60 克、朱砂 30 克、六神曲 90 克，制成小丸。诸药参合，能滋肾明目、镇静安神，可用于治疗心悸、失眠、寐而不实、视物昏糊等症。

【伍用功用】

珍珠母平肝潜阳，镇心安神，散翳明目；磁朱丸滋肾明目，镇惊安神。诸药参合，滋肾平肝，镇静安神，散目翳而明目力彰。

【主　　治】

1. 肝肾不足，肝阳上逆，以致头晕、眼花、瞳孔散大、视物不明以及耳鸣、耳聋等症。

2. 高血压病，证属虚性者。

【常　用　量】

珍珠母 6~30 克，打碎先煎；磁朱丸 6~10 克，布包先煎。

【经　验】

珍珠母、磁朱丸伍用，还可用于治疗青光眼诸症。亦可用于高血压病，伴有动脉硬化，尚有眼底病变，甚则有出血倾向者，均宜使用。

九、秫米　磁朱丸

【单味功用】

秫米（见第264页）。

磁朱丸（见第274页）。

【伍用功用】

秫米为谷物之辈，善补中脏，和胃安眠；磁朱丸为矿石之属，故重镇去怯，镇静安神，益肾平肝。二者参合，滋肾平肝，镇静安神，和胃安眠的力量增强。

【主　治】

脾胃不和引起的胸闷不舒、头昏心悸、失眠等症。

【常用量】

秫米10~15克；磁朱丸6~10克，同布包煎。

十、朱砂 琥珀

【单味功用】

朱砂又名辰砂、丹砂。本品以砂为红色，故得名朱砂。它是一种三方晶系天然的辰砂矿石。其味甘，性微寒。有小毒。入心经。内服能镇心安神，以治心悸、怔忡、失眠烦躁、惊痫、癫狂等症。此外，本品外用可解毒杀菌，以治口舌生疮、咽喉肿痛、疮疡肿毒等症。

琥珀为古代松树、枫树等渗出的树脂，埋于地层下，经久而成的化石样物质。其味甘，性平。入心、肝、膀胱经。能镇静安神，以治惊风、癫痫、惊悸、失眠等症，又能利水通淋、活血化瘀、通经散结，以治小便癃闭、血淋、月经不通、癥瘕疼痛等症。

【伍用功用】

朱砂色赤入心，镇心安神，解毒杀菌；琥珀专走心肝，镇静安神，利水通淋，活血化瘀。二药伍用，心肝同治，镇静、镇惊安神的力量增强。

【主　　治】

心神不宁，失眠多梦，寐而不实，乱梦纷纭等症。

【常　用　量】

朱砂、琥珀各等分，共研细末，和匀，每卧服1克，白开水送下。

【经　　验】

朱砂、琥珀伍用，为施老治疗寐而不安、乱梦纷纭的经验所得。但因辰砂有毒，故不宜久服。

第十七章　平肝息风、镇静镇惊类

一、刺蒺藜　僵蚕

【单味功用】

刺蒺藜（见第 254 页）。

僵蚕（见第 14 页）。

【伍用功用】

刺蒺藜疏肝解郁，平肝止痛；僵蚕祛风解痉，散热止痛，化痰散结。二药又均入肝、肺两经，故相互为用，功效益彰，平肝解郁，息风解痉，祛风通络，舒展神经以止疼痛。

【主　　治】

1. 肝阳上亢，以致头晕、目眩、头痛等症。

2. 神经性头痛、三叉神经痛。

3. 妇人面黚（色素沉着）。

【常　用　量】

刺蒺藜 10~15 克；僵蚕 6~10 克。

【经　　验】

施老临证处方时，习以白蒺藜、白僵蚕并书伍用。根据临床体验，诸凡内伤头痛，均宜使用。若系肝阳头痛，须与钩藤、菊花伍用；若属气虚头痛，宜与黄芪、党参参合；若系血虚头痛，宜与生白芍、生甘草配伍；若属痰湿头痛，宜与二陈汤（半夏、茯苓、陈皮、甘草）参合。尝治一男性患者，久罹血管神经性头痛，痛甚则颞部血管怒张，痛引眼珠，拟以白蒺藜 15 克、白僵蚕 10 克、生杭芍 30 克、生甘草 10 克，水煎服。前后药服十余剂，痛止病愈。另外，二药参合，尚能治疗妇人面𪒟。笔者常与四物汤（当归、白芍、地黄、川芎）参合，其效甚速。若兼见血气不活者，酌加香附、益母草之类，其效更佳。

二、僵蚕　地龙

【单味功用】

僵蚕（见第 14 页）。

地龙又叫蚯蚓。其味咸，性寒。入肝、脾、膀胱经。本品既能舒肺平喘、息风止痉，用于治疗肺热咳喘、哮喘（支气管哮喘）、小儿痉咳、痰鸣声嘶（相当于痉挛性支气管炎），以及高热烦躁、惊痫、抽搐等症；又能祛风清热、通络止痛，用于治疗热痹所致的关节红肿热痛，以及寒湿痹痛、肢体屈伸不利等症；还治气虚血滞、经络不利所引起的半身不遂，以及跌打损伤、气血不畅、瘀积疼痛，尤宜用于急性腰背损伤疼痛和腰腿痛等；还能清热利尿，用于治疗热结膀胱所引起的小便不利或尿闭不通等症，也可用于慢性肾炎所引起的小便不畅。另外，还可清热降压，用于治疗高血压病，证属肝阳上亢者。

【伍用功用】

僵蚕辛咸，气味俱薄，升多降少，息风解痉，散风止痛，化痰散结；地龙咸寒，以下行为主，清热息风，通络止痉。二药伍用，一升一降，升降协和，息风解痉，舒展神经，通络止痛之力增强。

【主　　治】

1. 风痰为患，络道瘀滞，头痛久久不愈者。
2. 高热惊风、抽搐等症。
3. 口眼㖞斜、三叉神经痛。

【常 用 量】

僵蚕 4.5~6 克，僵蛹代之亦可；地龙 6~10 克。

【经　　验】

白僵蚕、地龙伍用，可用于治疗神经性头痛。施老谓：僵蚕、地龙参合，有舒展神经之功。笔者体会，舒展神经与息风解痉类同，故可治疗风痰头痛，若与天麻、白术、半夏参合，其效更著。僵蛹为蚕蛹经白僵菌发酵的制成品,功用、主治与僵蚕类同，故可互用。

三、全蝎　钩藤

【单味功用】

全蝎又叫全虫。其味辛、咸，性平。有毒。入肝经。本品既能散肝经风热，而平肝息风止痉，用于治疗破伤风、小儿急惊风、慢惊风、中风半身不遂、口眼㖞斜、言语謇涩、手足抽搐等症；又能祛风通络以止疼痛，用于治疗顽固性偏正头痛（包括三叉神经痛等）、风湿痹痛等症；还能解毒散结，用于治疗疮疡肿毒、瘰疬结核等症。另外，还可镇静降压，用于治疗高血压病。

钩藤（见第 12 页）。

【伍用功用】

全蝎专入肝经，以息风止痉，通络止痛，解毒散结；钩藤入走肝、心，功专清热平肝，息风解痉。二药伍用，肝、心同治，相互促进，息风解痉，通络止痛之力增强。

【主　　治】

1. 风热为患，以致顽固性头痛、久久不愈者。

2. 口眼㖞斜（面瘫）、面神经痉挛、三叉神经痛。

3. 高血压病、动脉硬化所引起的头痛。

【常　用　量】

全蝎 3~4.5 克，研末吞服，每次 0.6~1 克；钩藤 10~15 克，后下煎服。

【经　　验】

全蝎、钩藤伍用，系施老治疗顽固性头痛（类似神经性头痛）而设。《中草药新医疗法资料选编》载：全虫、钩藤各 10 克，高丽参 6 克，共研细末，每日服 2 次，每次服 3 克，治疗高血压病、动脉硬化所引起的头痛。

四、全蝎　蜈蚣

【单味功用】

全蝎（见第 280 页）。

蜈蚣味辛，性温。有毒。入肝经。本品走窜之力最速，内而脏腑，外而经络，凡气血凝聚之处皆能开之。功善通经络、息肝风、解痉挛、止抽搐，内治肝风萌动、癫痫、眩晕、抽搐瘛疭、小儿脐风、破伤风诸症，外治经络中风、口眼㖞斜、手足麻木，以及顽固性头部抽掣疼痛，又能解毒消肿，以治疮疡肿毒、瘰疬溃烂等症。

【伍用功用】

全蝎平肝息风解痉，祛风通络止痛，解毒散结消肿；蜈蚣息肝风解痉挛、止抽搐，通经络止疼痛，解毒散结消肿。二者均入肝经，为息风解痉圣品。相须为用，其力相得益彰，息风解痉作用倍增。

【主　　治】

1. 中风（脑血管意外），癫痫，破伤风，小儿脐风，小儿急、慢惊风引起的抽搐等症。

2. 疮疡肿毒、瘰疬诸症。

3. 顽固性偏、正头痛，以抽掣疼痛为主者。

4. 风湿痹痛等症。

【常　用　量】

全蝎 3~4.5 克，研末冲服，每服 0.6~1 克，日服 2~3 次；蜈蚣 1~3 克，研末冲服，每服 0.6~1 克，日服 2~3 次。

【经　　验】

全蝎、蜈蚣伍用，名曰蜈蝎散，又叫止痉散。蜈蚣、全蝎各等分，研末吞服。治手足抽搐、角弓反张等症。《吉林中草药》云：蜈蚣、全蝎各等分，研为细末，每次服 1~1.5 克，日服 2 次。治疗惊痫。

山东高密市单庭兰先生传蜈蝎散治发病 5 天以后的疮疖痈肿、鼠疮（淋巴结核）、阴疽等症。其制法是：取核桃一枚，剖为两瓣，去核仁，将蜈蚣两条，全蝎一条（均用手捏碎），纳入胡桃壳内，外以线缠紧，再用黄泥包裹，放文火（无火苗之火）中焙烧，直到摇摇有声为度，然后取出核桃皮与蜈蚣、全蝎，用瓷器（忌用铜铁器）共研细末即可。

其服用法是：用黄酒 200~400 克（白开水亦可）温开后，送服上药，药后覆被取汗为宜（不取汗或少取汗亦可）。药后不愈，隔 3~5 天后再服 2~3 剂（小儿可分 2 次服下）。

五、茺蔚子　天麻

【单味功用】

茺蔚子即益母草的干燥果实。其味辛、甘，性微寒。有小毒。入肝、脾经。功专活血调经、顺气遂风、清肝明目，用于治疗月经不调、崩漏、带下、产后腹痛以及目赤肿痛、眼生翳膜等症。据现代药理研究，已证实有降压作用，故可用于治疗高血压病、脑动脉硬化、脑血管意外等。

天麻又名明天麻。其味甘，性微温。入肝经。本品性升属阳，为肝经气分之药。它既能息风止痉，用于治疗肝风内动引起的惊痫抽搐、破伤风、小儿急惊风、慢惊风；又能镇静平肝，用于治疗肝虚、肝风所引起的眩晕（类似高血压病、动脉硬化、梅尼埃病），以及一般体弱所致的眩晕；还能祛风除湿、镇痉止痛，用于治疗偏头痛，证属肝风痰湿为患者，又治风湿痹痛、肢体麻木、手足不遂等症。

【伍用功用】

茺蔚子既升又降，功专活血通络，凉肝明目；天麻属阳性升，并走于上，功擅平肝息风，而治眩晕。茺蔚子以活血为主，天麻以行气为要。二药伍用，一血一气，气血双调，故肝得平，风可息，络道通，疼痛止。

【主　治】

1. 癫痫为患，兼见络道不畅，以致头昏、头痛等症。

2. 风中络道，气血循行不畅，以致头痛等症。

3. 高血压病。

【常用量】

茺蔚子 6~10 克；天麻 3~10 克，研末冲服，每次 1~1.5 克，日服 2~3 次。

【经　　验】

茺蔚子、明天麻伍用，善治肝风内动引起的惊痫抽搐等症，又治高血压头昏头痛等症，可与黄芩、夏枯草、槐花、牛膝同用，其效更著。

茺蔚子用量不可超过 30 克，否则有中毒的危险。

六、珍珠　海参肠

【单味功用】

珍珠又名真珠、珠子，为软体动物珍珠贝科及蚌科多种贝所分泌的真珠质包围异物并日益增大而成的圆粒状物。其味甘、咸，性寒。入肝、心经。本品体坚质硬，其色光明，气寒无毒，善除心肝经之热，而镇心安神、养阴息风、清热坠痰，用于治疗惊悸、怔忡、癫痫、惊风抽搐；又能祛翳明目、解毒生肌，用于治疗目生翳障、疮疡久不收口等症。另外，还可治疗溃疡病，症见胃痛、反酸者。

海参肠为刺参科动物刺参或其他种海参的全体。本品味咸，性温。入心、肾经。能补肾益精、养血润燥，用于治疗精血亏损引起的虚弱劳怯、阳痿、梦遗、小便频数、肠燥便艰。海参肠入药，即将海参肠洗净，阴干备用。有关本品的性味、归经、功用、主治，论述者甚少，《中草药新医疗法资料选编》："治胃及十二指肠溃疡。海参肠置瓦上焙干研末。每次服 0.3~0.6 克，一日三次。"施老则用于治疗癫痫。

【伍用功用】

珍珠镇心安神，养阴息风，清热坠痰，祛翳明目，解毒生肌；海参肠补肾益精，养血润燥。珍珠以镇静安神，清热坠痰为主；海参肠以清痰涎、通络脉、止抽搐为要。二药伍用，一清镇、一疏通，共奏镇静止痉、祛痰、抗癫痫之功。

【主　　治】

癫痫。

【常 用 量】

珍珠 3 克；海参肠 30 克。

上药共研细末，混合均匀，分为 20 包，每日早、晚各服一包，白开水送下。

【经　　验】

珍珠、海参肠为对，为施老治疗癫痫（羊羔风）而设，验之临床，确有实效。北京某医院护士长之子抽风有年，每日先作粉糊，上药服用一料，发现本方有升白细胞之功，进而白细胞由 2.4×10^9/L 升至 4.5×10^9/L，是何机理尚需研究。

七、郁金　白矾

【单味功用】

郁金（见第 209 页）。

白矾又叫明矾、矾石。其味酸、涩，性寒。有小毒。入脾、胃、肺、大肠、肝经。生品入药，善祛风痰，用于治疗风痰壅盛而致的癫痫，或痰阻心窍精神失常之症；又能解毒燥湿，用于治疗湿热黄疸（类似肝炎、胆石症等）；还能收敛止血、涩肠止泻，用于治疗大便出血、崩漏下血、带下以及久泻不止等症。白矾外用，能收湿止痒、解毒杀虫，用于治疗痈肿疮毒、湿疹、疥癣、口舌生疮、耳内流脓等症。

【伍用功用】

郁金辛而不烈，先升后降，既能入于气分以行气解郁，又可入走血分以凉血清心、破瘀散结，善治痰浊蒙闭心窍；白矾气味酸寒，既能燥湿又能化痰，尤善祛风痰，更能逐热痰下泄上涌。郁金以开郁为主，白矾以化痰为要。二药伍用，其功益彰，豁痰开窍，抗癫痫甚效。

【主　　治】

1. 风痰痫证。
2. 蓄痰癫狂。

【常用量】

郁金 6~10 克；白矾 1~3 克。

【经　　验】

郁金、白矾伍用，名曰癫痫白金丸、白玉化痰丸、矾郁丸，出自《外科全生集·马氏试验秘方》。治痰阻心窍而致的癫痫痴呆，突然昏倒，口吐涎沫。

《医方考》白金丸，治失心癫狂。清代张石顽"治一妇患失心疯癫十年，用郁金 120 克，佐明矾 30 克为丸，朱砂为衣，馋服 50 丸，心间如有物脱去，再服而瘥。以郁金入心去恶血，明矾化顽痰，朱砂安神故也。"

笔者治一少女，因情志不遂，用脑过度，以致闷闷不语，彻夜不眠，不知寒热，时穿湿衣而卧，甚则外出奔走，痰涎颇盛，吐之不尽，表情淡漠，舌白滑，脉弦滑，主取郁金、明矾，伍以远志、菖蒲、半夏、茯苓、陈皮、枳壳、竹茹、甘草，水煎服。药服6剂，痰涎减少一半，已能入睡，不再外出奔走。又服6剂，痰涎已除，精神即能自制。

八、阿胶　龟板胶　鹿角胶

【单味功用】

阿胶（见第114页）。

龟板胶为龟板熬制成的胶。其味甘、咸，性平。功专滋阴、补血、止血，用于治疗阴虚血亏引起的骨蒸劳热、吐血、衄血、烦热惊悸、肾虚腰痛、足膝痿弱、崩漏、带下以及失眠、健忘、遗精、早泄等症。

鹿角胶为鹿角熬成的胶块。其味甘、咸，性温。入肝、肾经。既能补肾阳、生精血，用于治疗肾气不足所致虚劳羸瘦、腰膝无力、阳痿、滑精等症；又能补阳益阴、活血止血，用于治疗吐血、衄血、尿血、崩漏、带下等症。

【伍用功用】

阿胶补血止血，滋阴润肺；龟板胶滋阴潜阳，益肾健胃；鹿角胶补肾阳，生精血。龟板胶、鹿角胶合用，名曰龟鹿二仙胶。其伍用机理，明代李中梓说："人有三奇，精、气、神，生生之本也。精伤无以生气，气伤无以生神，精不足者，补之以味，鹿得天地之阳气最全，善通督脉，足于精者，故能多淫而寿；龟得天地之阴气最具，善通任脉，足于气者，故能伏息而寿。二物气血之属，味最纯厚，又得造化之元微，异类有情，竹破竹补之法也。"二药参合，一阴一阳，阴阳双补，通调任、督之脉，故能大补肾阴肾阳，疗虚扶羸也。再与阿胶参合，补阳滋阴，补血生精之力益彰，通调督、任二脉，以增强补脑、缓急、抗癫痫

287

的力量。

【主　治】

1. 癫痫。

2. 虚劳诸不足，症见疲乏无力、失眠多梦、心悸气短、遗精盗汗等。

【常用量】

阿胶 6~10 克；龟板胶 6~10 克；鹿角胶 6~10 克。人乳炖化，白开水送服，日服 2 次。

【经　验】

人乳为阴血所化生，味甘、咸，性平。本品能润五脏，益气血，补脑髓，清烦热，止消渴，泽肌肤，悦颜利肠。用人乳炖化上药者，意即增诸药的功效也。

根据临床观察，在治疗癫痫时，有些患者服药之后癫痫发作次数增加，为正常现象，嘱其继续服用，方可取效，切不要半途而废。

第十八章 降血压类

一、茺蔚子　夏枯草

【单味功用】

茺蔚子（见第 283 页）。

夏枯草（见第 258 页）。

【伍用功用】

茺蔚子辛甘微寒，既升又降，能扩张血管，活血顺气，凉肝降压；夏枯草苦寒泄热，辛寒散结，长于宣泄肝胆之郁火，畅行气机之运行，故能清肝热而降血压。二药伍用，一活血、一下降，有移盈补亏之效，故可降低血压。

【主　　治】

1. 虚性高血压病，表现为头重脚轻、头昏目眩、血压增高者。

2. 脑动脉硬化，脑血管供血不足，以及脑血管意外之后遗症等。

【常　用　量】

茺蔚子 6~10 克；夏枯草 10~15 克。

【经　　验】

茺蔚子、夏枯草伍用，是施老为治疗虚性高血压而设。所谓虚性高血压是指血压忽高忽低，高不至于血管破裂，低不至于低于正常。症见头痛、眩晕、耳鸣、失眠、注意力不能集中，以及全身走窜疼痛，颜面与四肢麻木等症，脉现虚数，或数大无力，重按尤甚。其发病机理，施老认为："血管细，血液集，血瘀满，血凝泣。"也就是说，头部血管充盈，它部血不流畅，上实下虚，盈亏失调，因之致病。治法以"静通"为要，故用茺蔚子扩张脑部血管，以活血化瘀；佐以夏枯草苦寒泄下，清热降压。二药参合，一活血、一下降，使盈者平、亏者和，血量调和，血压自趋正常也。

二、槐花　黄芩

【单味功用】

槐花又叫槐米花、槐米、槐蕊。其味苦，微寒。入肝、大肠经。本品苦寒，既能凉血止血，用于治疗血热所引起的衄血、咯血、便血、崩漏等症；又能清热降压，用于治疗高血压病。现代医学研究证明，本品含有芸香苷，它具有增强毛细血管抵抗力的作用，可改善血管壁的脆性，对高血压患者有防止脑血管破裂的功效，对实性高血压和有出血倾向者尤为宜用。

黄芩（见第59页）。

【伍用功用】

槐花苦寒，凉血止血，清热降压；黄芩苦寒，清热燥湿，泻火解毒，清热降压，安胎。槐花以凉血降压为主，黄芩以泻火降压为要。二药伍用，苦寒泻热，凉血降压的力量增强。

【主　治】

实性高血压病，动脉硬化，表现为肝阳上亢，症见头昏目眩、头胀头痛、面红耳赤、口苦咽干、心烦不宁、大便干燥、小便黄赤等症者。

【常用量】

槐花 6~15 克；黄芩 6~10 克。

【经验】

槐花、黄芩伍用，是施老为治疗实性高血压而设。所谓实性高血压是指精神昏愦，面红颊赤，大便秘结，小便黄赤，舌苔黄厚，脉象弦大或弦数，以苦寒折逆之法治之。但苦寒之药，不宜久服，使血压有下降之势，仍以"静通"为要。

施老治高血压病，突出一个"通"字，而以"静通"为主。所谓"静通"的含意，即遵"上病下取"之意，清热顺气，引血下行，养阴柔肝，去有余，补不足等等。施师强调治高血压病忌用辛温香窜，以及鼓荡血液之品，否则易致弊端。正如明代医家孙一奎说："辛香窜散之品，中脏闭证，暂借开窍，邪在血脉，反误报之，引邪深入，莫之能出。"又如明代医家缪仲淳说："东南之地，素多湿痰，质多柔脆，往往多热多痰，真阴既亏，内热弥甚，煎津液，壅塞气道，不得通利，用药以清热顺气之品。"施老经验，引血下行者，习用茺蔚子、牛膝之类，若头部血管充盈较甚，可暂用重镇之品，如灵磁石、代赭石、生铁落、紫石英、紫贝齿之类，以重镇降下，待病势稍稳，仍以柔肝为主。这种治法，用于高血压病初起，既能防止血管过于充盈，又可防止血管破裂，尚无刺激血管之弊。

另外，高血压病尚无瘀血指征（后脑部位疼痛，面色晦暗，舌质淡暗，且有瘀点、瘀斑，舌下静脉怒张，脉滞涩）者，不可妄投活血破瘀之药，以免鼓荡血流，甚或损害血管而引起脑出血。若有瘀血指征者，须参用活血祛瘀之药以通之。同时还需加用胶类药物，如阿胶、龟板胶、鹿角胶等，以便加厚血管，增强治疗效果。

三、钩藤 牛膝

【单味功用】

钩藤（见第 12 页）。

牛膝味苦、酸，性平。入肝、肾经。本品苦平降泄，性善下行，它既能下行直奔下焦以活血通经、祛瘀止痛、利尿通淋，用于治疗血滞经闭、痛经、月经不畅、产后瘀滞腹痛、胞衣不下，以及跌打损伤、淋病尿血、尿道疼痛等症（类似肾结石等），又治热淋（类似尿道炎）之小便困难、尿道灼热、疼痛等症，又能使头部和上半身的血液"下行"，从而减轻头部充血，用于治疗高血压病，证属肝阳上亢者，又治吐血、衄血，以及阴虚火旺的牙龈肿痛、口舌生疮等上部火热证，还能引诸药下行，就是引导其他药的药力"下行"到达下半身，用来治疗下半身的疾患，如各种原因（风湿、肾虚、跌打损伤等）所引起的腰腿痛等症。

【伍用功用】

钩藤甘寒，清热平肝，息风镇痉；牛膝苦降，活血祛瘀，舒筋通络，通淋利尿补肝肾，强筋骨。钩藤清热平肝，息风镇痉以降血压为主；牛膝活血祛瘀，引血下行以降低血压为要。二药伍用，清上引下，降血压甚效。

【主　治】

脑血管痉挛，高血压病，表现为肝阳上亢引起头晕目眩、头胀头痛、半身麻木等症，均宜使用。

【常用量】

钩藤 10~15 克，后下煎服；牛膝 10~15 克。

四、牡蛎　葛根

【单味功用】

牡蛎（见第68页）。

葛根（见第48页）。

【伍用功用】

牡蛎咸寒，重镇安神，平肝潜阳，收敛固涩，软坚散结，制酸止痛；葛根甘润，解肌退热，生津止渴，透发麻疹，升阳止泻。葛根升散解肌，扩张心脑血管，改善其血液循环，以活血散瘀降压；牡蛎质重潜降，可引气血下行，以降低血压。二药伍用，活血散瘀，镇静降压的力量增强。

【主　　治】

高血压病，表现为阴虚肝旺、肝阳上亢引起的头晕目眩、心悸怔忡、烦闷失眠、舌质暗、脉滞者宜用。

【常　用　量】

牡蛎15~30克，打碎先煎；葛根10~15克。

五、仙茅　淫羊藿

【单味功用】

仙茅味辛,性热。有小毒。入肾、脾、肝经。本品既能补命火而兴阳事,用于治疗肾阳不足、命门火衰所引起的阳痿、精冷、小便频数或遗尿等症;又能温肾阳、温脾阳、促运化,用于治疗脾肾阳虚所引起的脘腹冷痛、食欲不振、大便溏薄甚则泄泻等症;还能补肾阳、强筋骨、祛寒湿、止疼痛,用于治疗肾阳不足、筋骨不健,以致腰膝冷痛、四肢无力,以及寒湿痹痛、筋脉拘急等症。另外,还可用于治疗妇女更年期高血压病。

淫羊藿又叫仙灵脾。其味辛,性温。入肝、肾经。本品辛香甘温,它既能补命火、兴阳事、益精气,用于治疗肾阳虚衰所引起的遗精、阳痿、尿频、腰膝酸软、神疲体倦等症;又能祛风湿、强筋骨,用于治疗风湿痹痛、四肢麻木、筋脉拘急,或兼见筋骨痿软、下肢瘫痪等症;还能舒张周围血管、降低血压,用于治疗高血压病,证属阴阳俱虚,表现为面色苍白、腰膝酸软、夜尿多、舌质淡红、脉细、男子阳痿、女子月经不调。另外,还能止咳平喘,用于治疗阳虚咳喘之症。

【伍用功用】

仙茅辛热,温肾壮阳,祛寒湿,壮筋骨;淫羊藿甘温,补肾助阳,祛风除湿,降血压。二药伍用,相互促进,补肾壮阳,祛风除湿,降血压的力量增强。

【主　治】

1. 高血压病,证属阳虚,症见畏寒、肢冷、腰膝软弱无力等。
2. 妇女更年期综合征。

【常用量】

仙茅 6~10 克；淫羊藿 6~15 克。

【经　　验】

仙茅、淫羊藿伍用，出自上海曙光医院《中医方剂临床手册》二仙汤。治更年期综合征、更年期高血压、闭经，以及其他慢性疾病证属肾阴、肾阳不足而虚火上炎者。实验研究，对实验性高血压有显著降压作用。

六、钩藤　桑寄生

【单味功用】

钩藤（见第 12 页）。

桑寄生为桑寄生科常绿小灌木槲寄生或桑寄生的带叶茎枝。其味苦、性平，入肝、肾经。本品得桑之余气而生，质厚而柔，不寒不热，为补肾补血之要剂。它既可祛风湿、舒筋络而利关节，补肝肾、强筋骨而增强抗病能力，用于治疗风湿痹痛（关节炎、风湿性肌炎），兼见肝肾不足致腰膝酸痛、筋骨痿软者；又能补肝肾而降血压，用于治疗高血压病、冠心病，证属肝肾不足、阴虚阳亢，以致头痛、眩晕、耳鸣、心悸者；还能补肝肾、养血安胎、固冲止崩，用于治疗肝肾虚损、冲任不固所引起的胎动不安、胎漏、崩中等症。此外，还可用于治疗小儿麻痹后遗症以及肌肤甲错（皮肤干燥症）。

【伍用功用】

钩藤微寒质轻气薄，轻清走上，清热平肝，息风定惊。药理研究，钩藤碱能抑制血管运动中枢，扩张周围血管，使血压下降和心率减慢，煎煮超过 20

分钟以上，降压效果降低，故不宜久煎；桑寄生得桑之余气而生，质厚而柔，不寒不热，补肝肾、强筋骨，祛风湿、舒经筋，养血安胎。药理研究，桑寄生所含黄酮有利尿、降压作用，其冲剂有舒张冠状血管作用，以治疗冠心病心绞痛。二药伍用，相得益彰，共奏补肾通络、平肝降压之功。

【主　治】

1. 高血压病，证属肝肾不足、肝阳上扰者。

2. 冠心病心绞痛，证属肝肾不足者。

3. 血管神经性头痛。

【常用量】

钩藤 10~15 克，后下；桑寄生 15~30 克。

七、牡蛎　夏枯草

【单味功用】

牡蛎（见第 68 页）。

夏枯草（见第 258 页）。

【主　治】

1. 肝郁化火，虚风上扰，症见头晕、口苦心烦、夜寐多梦、耳鸣眼花等。

2. 高血压病，证属虚风上扰者。

【常用量】

牡蛎 15~30 克，打碎先煎；夏枯草 10~15 克。

【经　　验】

生牡蛎、夏枯草伍用,以治疗虚风上扰诸症,欲降压者,宜与茺蔚子、槐花、怀牛膝参合,亦可与贝石之辈伍用,以增强降压功效。

八、石决明　决明子

【单味功用】

石决明(见第270页)。

决明子又叫草决明,为豆科植物决明的成熟种子。其味甘、苦、咸,性微寒。入肝、大肠经。本品既能清泻肝火,益肾明目,用于治疗肝经郁火引起的目赤涩痛、羞明多泪,或肝肾阴亏,目暗不明等症;又能润肠通便,用于治疗内热肠燥引起的大便秘结或习惯性便秘等症。

另外,本品尚有降低血清胆固醇与降低血压值功效,故对动脉硬化、高血压病可以使用。

【伍用功用】

石决明平肝息风,清热明目;决明子清肝胆郁热,益肾明目。二药伍用,清热,平肝,明目。

【主　　治】

1. 干热头昏、视物不明、目赤涩痛、头痛等症。
2. 高血压、动脉硬化诸症。

【常　用　量】

石决明 15~30 克，打碎先煎；决明子 5~10 克。

【经　　验】

石决明、草决明伍用，为祝老治疗肝热目赤涩痛而设。亦可与条黄芩、防风参合，其效更著。治高血压病，宜与茺蔚子、夏枯草、槐花、怀牛膝参合。

九、夏枯草　决明子

【单味功用】

夏枯草（见第 258 页）。

决明子（见第 298 页）。

【伍用功用】

夏枯草清泻肝火，解郁散结；决明子清肝胆郁热，润肠通便。二药伍用，清肝明目之力益彰。

【主　　治】

1. 肝热目疾诸症。

2. 肝肾不足，症见头痛、眩晕、目暗不明等。

3. 高脂血症。

【常　用　量】

夏枯草 10~15 克；决明子 10~15 克。

【经　验】

夏枯草、草决明伍用，是为治肝热目疾，或肝肾不足，虚火上炎所致之目疾而设。亦可用于高脂血症，伍以何首乌 15 克，生山楂 50 克，其效更著。

降压之对药，尚有紫石英、紫贝齿，龙齿、紫贝齿，石决明、紫石英，石决明、磁石，紫石英、磁石，紫石英、铁落，珍珠母、磁朱丸等，均为重镇降压之品，适用于头部血管过于充盈诸症，待病势稍稳，仍以柔肝为主，且不可一味重镇。

第十九章　强心止痛类

一、地锦草　分心木

【单味功用】

地锦草又名地锦、铺地锦、卧蛋草、雀儿卧单蛋。其味苦、辛，性平。无毒。本品既能清热解毒、散血止血、通利小便、利湿通乳，又能调气和血、流通血脉、宣通痹阻，用于治疗急性细菌性痢疾、急性肠炎、湿热黄疸、尿路感染、咳血、吐血、尿血、便血、崩漏、乳汁不通、痈肿疔毒、跌打损伤以及胸痹（类似冠心病心绞痛等）。

分心木为胡桃果核内的木质隔膜，故又名胡桃夹、核桃隔。其味苦、涩，性平。无毒。入脾、肾经。本品苦涩收敛，功专固肾涩精，用于治疗遗精、滑泄、腰痛、尿频、遗尿、淋症尿血、崩漏、带下、痢疾等症。此外，施老认为本品善理胸膈之气而止疼痛，用于治疗胸膈痞闷、疼痛（类似冠心病心绞痛等）以及噎膈之症。

【伍用功用】

地锦草清热解毒，活血止痛，利湿通乳；分心木固肾涩精，理气止痛。地锦草专走血分，长于调气活血，流通血脉，活血化瘀；分心木行于气分，善理胸膈之气，以理气止痛。二药伍用，一气一血，气血双调，利气活血，强心止痛之功益彰。

【主　治】

1. 左前胸部胀闷、气短、心悸、疼痛等症。

2. 冠状动脉供血不足引起的心绞痛以及其他多种心脏病均可使用。

【常 用 量】

地锦草 6~10 克，鲜品用 15~30 克；分心木 6~10 克。

【经　　验】

施老临床经验极为丰富，善治温热病、胃肠病、糖尿病、妇科病等。先生晚年又专攻老年病，在治疗冠心病上颇有见解，如卧蛋草、分心木伍用，对缓解自觉症状确有良效，即为一斑。

二、丹参　檀香

【单味功用】

丹参（见第 140 页）。

檀香又名白檀香。其味辛，性温。入脾、胃、肺、心经。本品辛香温通，为气分之药，善理胸膈之气，能引胃气上升，功专调脾肺、理胸膈、温中散寒、开胃增食、行气止痛，用于治疗寒凝气滞致脘腹冷痛、呕吐清水等症，又治气滞血瘀致胸闷胀痛、胃脘刺痛以及冠心病心绞痛等症。另外，也可治疗胃寒所引起的痉挛性疼痛、小腹虚寒疝痛。

【伍用功用】

檀香苦辛微寒，入肺胃气分，长于宣发气滞，畅膈宽中，散寒止痛；丹参辛温入心、肝血分，扩张冠状血管，活血化瘀，散瘀定痛。二药伍用，一气一血，气血双调，行气活血，通络止痛的力量增强。

【主　治】

1. 气滞血瘀，络道不和，胸痹诸症。
2. 高血压病、冠心病之心绞痛等症。

【常用量】

丹参 10~15 克；檀香 3~6 克。

【经　验】

丹参、檀香伍用，出自《医学金针》丹参饮，为治疗冠心病心绞痛而设。其病机为"气血不通"，其病因为正气内虚，加之六淫、七情、饮食劳倦等因素的影响，以致气滞血瘀，痰浊瘀阻，心阳不振，心脉瘀阻不通。遵"通则不痛"之理，故选用活血化瘀之法为治，因"气行则血行，气滞则血瘀"是也。气滞与血瘀常常是互为因果，同时并见，仅是轻重程度偏颇不同而已。临证处方时，宜在活血药中加入行气之药，寓行气于化瘀之中也。至于化瘀与行气药的比例，则当因人而异，侧重之不同。以疼痛为主者，七分活血，三分行气；以胸闷憋气为主者，七分行气，三分活血，临证宜审。

三、五灵脂　降香

【单味功用】

五灵脂（见第 240 页）。

降香又名降真香、紫藤香。其味辛，性温。入心、肝、脾经。本品辛香温散，色赤入于血分。本品既能降气辟秽化浊，治秽浊内阻、恶心呕吐、腹部疼痛等症；又能散瘀止血定痛，用于治疗气滞血瘀引起心胃气痛、冠心病心绞痛以及吐血、咯血、外伤疼痛等症。

五灵脂入于血分，通利血脉，活血散瘀定痛；降香入于血分而下气，功擅行血破瘀，行气止痛。二药伍用，相互促进，行气活血，宣通络道，散瘀止痛益彰。

1. 冠心病心绞痛诸症。

2. 气滞血瘀之胸胁痛、胃脘痛、腹痛等症。

五灵脂 6~10 克，布包煎服；降香 3~6 克，后下煎服。

卧蛋草、分心木，紫丹参、白檀香，五灵脂、降香伍用，均可治疗冠心病心绞痛，凡证属气滞血瘀者，均宜选用。唯檀香、降香不宜久服，否则易伤胃阴，而致纳呆。故临床上应以疼痛缓解以后，仍以益气养阴为主，佐以活血化瘀，才能巩固疗效。

四、丹参　三七

丹参（见第 140 页）。

三七（见第 113 页）。

【伍用功用】

丹参活血化瘀，祛瘀生新，消肿止痛，养心安神；三七祛瘀止血，消肿定痛。二药伍用，相互促进，活血化瘀，祛瘀生新，强心通络止痛之力增强。

【主　　治】

冠心病心绞痛诸症。

【常　用　量】

丹参 10~15 克；三七 3~10 克，亦可研末冲服，每次服 1~3 克，日服二三次。

【经　　验】

丹参、三七伍用，专为治疗冠心病心绞痛而设。根据施老经验，冠心病心绞痛之初起，尚无器质性病变者，则重用丹参，少佐三七；反之，病程日久，又有器质性损害者，则主取三七，佐以丹参。故临床之际，丹参、三七应灵活运用，随症增减，方可收到事半功倍之效。

另外，丹参、三七亦可与炒远志、节菖蒲、瓜蒌、薤白等药伍用，其效更著。

五、石菖蒲　郁金

【单味功用】

石菖蒲（见第 91 页）。

郁金（见第 209 页）。

【伍用功用】

石菖蒲开窍除痰,醒神健脑,化湿开胃;郁金凉血清心,行气解郁,祛瘀止痛,利胆退黄。菖蒲以开窍为主,郁金以解郁为要。二药伍用,相互促进,解郁开窍,宣痹止痛益彰。

【主　治】

1. 气滞血瘀,络道不和,胸痹诸症。
2. 高血压病,冠心病心绞痛等症。

【常　用　量】

石菖蒲 6~12 克;郁金 10~15 克。

【经　验】

石菖蒲、郁金伍用,亦治冠心病心绞痛诸症,但以痰湿为患,气滞血瘀,络道不畅,以致前胸疼痛者为宜。临床习与瓜蒌、薤白、半夏、茯苓、陈皮、甘草参合,其效益彰。

六、阿胶　仙鹤草

【单味功用】

阿胶(见第 114 页)。

仙鹤草味苦、涩,性平。入肺、肝、脾经。本品药性平缓,味苦而涩,为收敛止血药。它既能收涩血管,促进血小板的生成,以加速凝血而止血,用于治疗咯血、吐血、衄血、便血、尿血，以及妇女崩漏等各种出血症；又能强心、调整心率、消除疲劳，用于治疗各心脏病的心力衰弱、心律不齐等症；还能收敛止痢、止泻，用于治疗血痢诸症。另外，还能杀虫，用于治疗疟疾、滴虫性阴道炎等。仙鹤草外用，又可消肿止痛，用于治疗疖疮痈肿、痔疮肿痛等。

【伍用功用】

阿胶味甘气平，色黑质润，为血肉有情之品，善补肝血滋肾水，润肺燥养心神；仙鹤草收敛止血，解毒疗疮，收缩内脏血管，升高血压，强心，兴奋呼吸。阿胶以补血养心为主，仙鹤草以强心、调整心律为要。二药伍用，补心强心，调整心率的作用增强。

【主　治】

1. 各种心脏病（风湿性心脏病、高血压性心脏病、肺心病）。
2. 多种出血性病症（咯血、吐血、衄血、尿血、便血、妇女子宫出血等）。

【常用量】

阿胶6~10克，另包，炖化，兑入煎剂中送服；仙鹤草10~15克，必要时可重用，15~30克。

【经　验】

阿胶、仙鹤草伍用，善治各种心脏病变，但证属心阴不足者宜用。若伍以人参、五味子，其效更佳。亦可见加木香、香附等药，使之气血沟通，疗效更著。

心脏病若属瓣膜病变者，施老常用天王补心丹、柏子养心丹，令其久服，亦每获效。

七、地锦草　仙鹤草

【单味功用】

地锦草（见第 302 页）。

仙鹤草（见第 307 页）。

【伍用功用】

地锦草主心气，通血脉，散血止血，利小便；仙鹤草强心，兴奋呼吸，调整心律。二药伍用，调气和血，宣通痹阻，流通血脉，调整心律益彰。

【主　治】

1. 心动过速等症。

【常用量】

地锦草 6~10 克；仙鹤草 10~15 克，必要时可加大用量，15~30 克。

【经　验】

地锦草、仙鹤草伍用，是为心动过速而设。施老每遇心动过速者，急用地锦草、仙鹤草、龙眼肉合冰糖服之，少时即安。根据临床体验，地锦草、仙鹤草或龙眼肉、炒远志等药，确有强心作用，尤其对心动过速者，其效甚著。

八、人参　附子

【单味功用】

人参（见第 113 页）。

附子（见第 73 页）。

【伍用功用】

人参甘平，大补元气，补脾益肺，生津，安神；附子辛热，回阳救逆，温肾助阳，祛寒止痛。人参以补气强心为主，附子以助阳强心为要。二药伍用，相互促进，温阳益气，强心救逆的力量增强。

【主　　治】

1. 重病、久病、失血、心脏疾病等引起的四肢逆冷、冷汗自出、气虚欲脱、心脏衰弱、脉微欲绝等症。

2. 除中（即《伤寒论》厥阴病，出现四肢厥冷，下利者，应当不能食；若中气将绝而反能食者，称为除中）。

【常　用　量】

人参 6~10 克，党参 30~60 克代之亦可；附子 6~10 克。

【经　　验】

人参、附片伍用，名曰参附汤，出自《妇人良方》，能回阳、益气、固脱。治元气大亏，阳气暴脱，症见手足逆冷、汗出、呼吸微弱、脉微等。

《医学衷中参西录》载："又张致和曾治一伤寒坏证，势近垂危，手足俱冷，气息将断。用人参 30 克、附子 10 克，于石碗内煎至一碗，新汲水浸之冰冷，一服而尽。少顷病人汗出，鼻梁尖上涓涓如水。盖鼻梁应脾，若鼻端有汗者可救，以土在人身之中周遍故也。"

九、附子　干姜

【单味功用】

附子（见第 73 页）。

干姜（见第 118 页）。

【伍用功用】

附子辛温大热，其性善走，为通行十二经脉纯阳之药，外通于皮毛而除表寒，里达于下焦而温痼冷，彻内彻外，诸脏各腑，果有真寒，无可不治；干姜气足味厚，暖脾胃而散寒，回阳通脉以救逆。二药伍用，回阳救逆之力倍增。前人谓："附子无干姜不温"即是此意。

【主　　治】

1. 心脏衰弱，阳虚欲脱，手足逆冷，脉微欲绝等症。

2. 脾胃虚寒之脘腹冷痛、呕吐、腹泻等症。

【常　用　量】

附子 6~10 克；干姜 6~10 克。

【经　　验】

干姜、附子伍用，名曰干姜附子汤，出自《伤寒论》。治伤寒下之后，复发汗，昼日烦躁不得眠，夜而安静，不渴不呕，无表证，脉沉微，身无大热者。《良方》用以治疗霍乱转筋，手足逆冷，或吐逆身冷，脉微，急用此药救之。

明代医家孙一奎以干姜 15 克、附子 10 克，名曰姜附汤。治中风口噤，四肢强直，失音不语，忽然晕倒，口吐涎沫，状如暗风，手足厥冷，或复烦躁兼阴证，作寒大便利而发热者。

干姜与附子伍用，可以加强附子回阳救逆的功效，前人戴元礼所谓"附子无干姜不温"，即可说明二者伍用的重要性也。

第二十章 利水消肿、利湿排脓类

一、车前草　旱莲草

【单味功用】

车前草（见第 44 页）。

旱莲草（见第 262 页）。

【伍用功用】

车前草味甘性寒，功专清热解毒，凉血止血，利水通淋，渗湿止泻，尤擅清无形之湿热；旱莲草甘寒滋阴泻热，酸寒凉血止血，若以鲜品入药，清热止血之力更强。二药伍用，相互促进，利尿、行水、清热、止血的力量增强。

【主　　治】

1. 尿频、尿急、尿痛、小便淋沥不畅、血淋、石淋、沙淋等症。

2. 急性肾炎、慢性肾炎、膀胱炎以及尿路感染诸症。

【常　用　量】

车前草 10~15 克；旱莲草 10~15 克。

【经　　验】

车前草、旱莲草伍用，名曰二草丹，出自《赤水玄珠》。治淋及尿血等症。

根据临床体会，诸凡各种原因引起的小便不利、小便尿血等症，用之均有良效。笔者曾会诊一慢性肾炎女性患者，腹大如鼓，小便不利，卧床不起，舌淡，苔白滑，脉象濡软，投以车前草、旱莲草、附子、白术、茯苓、桂枝、猪苓、泽泻之品，药服 3 剂，旋即小便通利，腹水即消，遵效不更方之旨，再取 3 剂，依法服用。

二、萹蓄　瞿麦

【单味功用】

萹蓄味苦，性寒。入肺、膀胱经。本品苦降下行，既能清利膀胱湿热而利水通淋，用于治疗湿热下注引起小便淋沥不畅、尿道热痛等症，又能杀虫止痒，用于治疗皮肤湿疹、阴道滴虫病、阴部发痒等。

瞿麦味苦，性寒。入心、小肠、膀胱、肾经。本品苦寒沉降，既能清心、小肠之火，利小便而导热下行，又能破血通经，用于治疗热淋、小便淋沥涩痛、尿血、尿少、尿闭、水肿、经闭、痈肿、目赤翳障、浸淫疮毒。

【伍用功用】

萹蓄苦降下行，功专利水，清膀胱湿热，治小便浑浊；瞿麦苦寒沉降，破血通经，善利小肠而导热下行，以治茎中疼痛。二药伍用，互相促进，清热通淋止痛益彰。

【主　治】

1. 湿热淋浊、小便不利、热淋涩痛等症。
2. 急性肾炎、尿路感染诸症。

【常　用　量】

萹蓄 6~15 克；瞿麦 6~10 克。

【经　　验】

萹蓄、瞿麦伍用，出自《和剂局方》八正散。治成人小儿心经邪热，一切蕴毒，咽干口燥、大渴引饮，心忪面热，烦躁不宁，目赤睛痛，唇焦鼻衄，口舌生疮，咽喉肿痛，又治小便赤涩，或癃闭不通，以及热淋、血淋。

三、红曲　车前子

【单味功用】

红曲又名赤曲、红米。为曲霉科真菌、紫色红曲霉寄生在粳米上而成的红曲米。其色呈红色，故名红曲。本品味甘，性温，无毒。入肝、脾、大肠经。它既能健脾和胃、助消化、消食积，用于治疗消化不良、食积胀饱、脘腹疼痛、下利水谷、赤白痢疾，又能活血化瘀，用于治疗妇女气血不和致产后恶露不净、瘀滞腹痛等症。

车前子（见第 41 页）。

【伍用功用】

红曲健脾燥湿，和胃消食，活血化瘀；车前子渗湿利水，利小便以实大便。二药伍用，和胃止痢，行水消胀的力量增强。

【主　　治】

脾胃不健，饮食不节，湿热下痢，痢下赤白，里急后重，小便不利等症。

【常　用　量】

红曲 6~12 克；车前子 6~10 克。同布包煎。

【经　验】

痢疾一症，多由湿热积滞之故，其治疗大法也不外清热利湿，消积化滞等。以炒红曲健脾化滞，伍以车前子清利化湿热，即是此意。若与血余炭、益元散、香附米、台乌药、左金丸参合，其效更著。

施老临证处方时，习惯用炒红曲，意即增强健脾消食、活血化瘀之功。

四、赤小豆　赤茯苓

【单味功用】

赤小豆味甘、酸，性平。本品性善下行，既能清热利湿、行血消肿、通利小便，令湿热从小便而出，用于治疗水肿胀满、小便不利（类似肾炎水肿、营养不良性水肿等）、脚气水肿、轻症湿热黄疸，如发热、无汗、身发黄（类似急性黄疸型传染性肝炎）；又能行血降火、清血热之毒，用于治疗糖尿病、痈肿、泻痢。

赤茯苓颜色淡红，味甘，性平。入心、脾、胃、肺、肾经。本品长于宁心安神、利窍行水、清利湿热，专泻心、小肠、膀胱之湿热，用于治疗心烦不宁、小便短赤、淋沥不畅、泻痢。

【伍用功用】

赤小豆清热利湿，利尿消肿，解毒排脓；赤茯苓清利湿热，利窍行水，宁心安神。二药伍用，相互促进，其功益彰，清热利湿，利尿排脓。

【主　治】

1.湿热为患，水肿腹满，下肢浮肿，小便不利，甚或尿血等症。

2.急性肾炎、急性膀胱炎诸症。

3. 乳痈（乳腺炎）。

4. 泻痢。

【常用量】

赤小豆 10~30 克；赤茯苓 10~15 克。

【经　验】

赤茯苓、赤小豆为对，为施老所习用。《本草纲目》：赤小豆，其性下行，通乎小肠，能入阴分，治有形之病。故行津液，利小便，消肿除胀。赤茯苓色淡红，入心膀胱经，泻心小肠膀胱之湿热，开窍行水。二药参合，利尿行水消肿之力倍增。

五、赤茯苓　赤芍

【单味功用】

赤茯苓（见第 317 页）。

赤芍（见第 27 页）。

【伍用功用】

赤茯苓甘淡，先升后降，上行清心火、生津液、开腠理、滋水源，下降利小便，引热外出。赤芍性专下气，善行血中之滞而凉血热，通经脉散瘀血。二药伍用，清热利水，活血祛瘀，消肿止痛之力增强。

【主　治】

1. 水肿、小便不利、尿血等症。

2. 急性肾炎、膀胱炎诸症。

3. 温热病，热入营分症见血热吐衄、小便短赤等症。

【常 用 量】

赤茯苓 10~15 克；赤芍 6~10 克。

【经　　验】

赤茯苓、赤芍伍用，为施老所习用，诸凡血热挟瘀之小便不利、水肿、尿血，血热所致衄血、吐血，均有良效。盖赤茯苓以利窍行水为主，赤芍以行瘀散结、活血止痛为要。二药参合，利水通淋、通络止痛之力益彰。

赤茯苓、赤芍治疗耳源性眩晕之理，职是健脾利水之功，减轻迷路水肿是也。

六、黄芪　防己

【单味功用】

黄芪（见第 66 页）。

防己味苦、辛，性寒。入肺、脾、膀胱经。本品苦降寒泄，善走下行，能行十二经脉、通膝理、利九窍、泻下焦血分湿热而利水消肿，用于治疗下焦湿热、水肿、小便不利之症；又能祛风除湿、通经络、止疼痛，用于治疗湿热之邪所引起的肢体疼痛以及风湿痹痛。

【伍用功用】

黄芪甘温补中，补气升阳，补气行水，利尿消肿；防己苦寒降泄，行经脉，通膝理，利九窍，利小便，消水肿。黄芪以升为主，防己以降为要。二药参合，一升一降，升降调和，故利水消肿的力量增强。

【主　治】

1. 风水（为水肿病的一种。多由风邪侵袭，肺气失于宣降，不能通调水道，水湿潴留于体内而成。临床表现，多为发病急骤、发热恶风、面目、四肢浮肿、骨节疼痛、小便不利、脉浮等）。

2. 湿痹为患，见肢体沉重、麻木等症。

3. 慢性肾炎、心脏病水肿诸症，证属气虚湿盛者。

【常　用　量】

黄芪10~15克；防己6~10克。

【经　　验】

黄芪、防己伍用，出自《金匮要略》防己黄芪汤，又名汉防己汤。治风水脉浮，其人头汗出，表无他病，但腰以下当肿及阴，难以屈伸；亦治风湿脉浮身重，汗出畏风；又治湿痹麻木。

防己品种有二：一为汉防己，为防己科多年生藤本植物粉防己的根；一为木防己，为马兜铃科藤本植物广防己的根。汉防己利水消肿作用较强，木防己祛风止痛作用较好。治水肿者，宜选汉防己；疗痹证者，可取木防己。

黄芪、防己伍用，善治肾炎诸症。属急性者，宜与麻黄、浮萍，或与麻黄、石膏参合；属慢性者，可与血余炭、炒韭菜子、桂枝等药伍用。

七、大腹皮　槟榔

【单味功用】

大腹皮又名槟榔皮、槟榔衣。其味辛，性微温。入脾、胃、大肠、小肠经。本品具有宣发之力，性善下行，既能行气疏滞、宽中除胀，又能利水消肿，用于治疗湿阻气滞致脘腹胀闷、周身水肿、小便不利，以及湿气水肿等症，又可治疗肝硬化腹水、肾病水肿等。

槟榔（见第 229 页）。

【伍用功用】

大腹皮质体轻浮，辛温行散，专行无形之滞气而行气宽中，利水消肿；槟榔质体沉重，辛苦降下，善行有形之积滞，以消积、行水。二药伍用，相互促进，行气消胀，利水消肿之力倍增。

【主　治】

1. 腹水，表现为腹胀、腹大如鼓、面目浮肿、下肢水肿、小便不利者。
2. 气滞停食，以致脘腹胀满、食欲不振、嗳腐食臭等症。

【常用量】

大腹皮 10~12 克；槟榔 6~10 克。

【经　验】

施老临证处方时，习惯以大腹皮、大腹子合并伍用。二者即一物二种，其成熟的种子为槟榔（即大腹子）。种子的成熟果皮为大腹皮。二药协同为用，行气消胀，利水消肿，祛滞除满的力量增强。

八、麻黄　浮萍

【单味功用】

麻黄（见第 2 页）。

浮萍（见第 49 页）。

【伍用功用】

麻黄辛温，中空而浮，既能宣肺气，开腠理而发汗，又能温化膀胱而行水利尿消肿；浮萍辛寒，轻浮升散，善开毛窍，入肺经达皮肤，故能宣肺发汗，解表透邪，利水消肿。二药参合，一温一寒，相互制约，相互促进，宣肺气，开腠理，利水湿，消水肿之力益彰。

【主　　治】

1. 水肿为病，症见发病急骤、发热恶风、面目四肢浮肿、骨节疼痛、小便不利者。

2. 急性肾炎，表现为腰以上肿甚，而兼见表证者。

3. 感受风寒，风疹瘙痒等症。

【常　用　量】

麻黄 3~10 克；浮萍 6~12 克。

【经　　验】

水肿的治法，《素问·汤液醪醴论》有"开鬼门、洁净府"之旨。麻黄、浮萍伍用，即是"开鬼门"之法，令其水液从汗而解是也。若属急性肾炎，兼见表证者，屡用有验，根据临床体验，亦可与麻黄、生石膏参合使用，其效更著。

九、麻黄　石膏

【单味功用】

麻黄（见第 2 页）。

石膏（见第 20 页）。

【伍用功用】

麻黄辛温，中空而浮，宣肺气、开腠理以发汗，温化膀胱，行水利尿以消肿；石膏辛寒，体重而降，清热解肌，发汗消郁，生津止渴。二药伍用，一温一寒，一升一降，相互制约，相互为用，宣肺平喘，发越水气，清热降火，利水消肿的力量增强。

【主　治】

1. 风水，即水肿病的一种。多因风邪侵袭，肺失宣降，不能通调水道，水湿停留体内所致。症见发病急骤、发热恶风、面目四肢浮肿、骨节疼痛、小便不利、脉浮等。

2. 正水，水肿病的一种。多因脾肾阳虚，水停于里，上迫于肺所致症。见全身水肿、腹满、喘急、脉沉迟等。

3. 石水。本病的含意有：一是指水肿病的一种。多因肝肾阴寒，水气凝聚下焦所致，症见少腹肿大、坚如石、胁下胀痛、腹满不喘，脉沉等。二是指单腹胀。《医门法律·胀病论》说："凡有癥瘕、积块痞块，即是胀病之根，日积月累，腹大如箕，腹大如瓮，是名单腹胀……仲景所谓石水者，正指此也。"

4. 肺热咳喘。

5. 急性肾炎，兼见有表证者。

【常　用　量】

麻黄 3~10 克；石膏 10~30 克。

【经　　验】

麻黄、生石膏伍用，出自《金匮要略》越婢汤。治风水恶风，一身悉肿，脉浮不渴，续自汗出，无大热者。又治里水（即正水、石水），一身面目黄肿，其脉沉小便不利，故令病水。

赵良云："……脾气不和，和以甘热，胃气不清，清以甘寒。麻黄之甘热，走手足太阴经，连于皮肤，行气于三阴，以祛阴寒之邪；石膏之甘寒，走手足阳明经，达于肌肉，行气于三阳，以祛风热之邪。既用甘味以入土，用其寒、热，以和阴阳，用其性善走以发越脾气，更以甘草和中缓急，二药相协而成功。"

十、益智仁　萆薢

【单味功用】

益智仁（见第 204 页）。

萆薢又名粉萆薢。其味苦，性微寒。入肝、胃经。本品气薄，善走下焦，而利水湿、泌清浊，用于治疗下焦湿浊郁滞所引起的膏淋（淋证的一种，症见小便浑浊如米泔，或如鼻涕，或如脂膏，溲行不畅。临床辨证，有虚实之分。虚证多因脾肾虚弱，不能约束脂液，尿出时无灼热感，涩痛亦轻，常伴有腰膝酸软、头晕耳鸣、气短体倦等。实证多因湿热蕴结下焦，以致气化不利，清浊相混，脂液失约，尿时灼热、涩痛，可兼见头痛、发热、腰痛等）、遗精、妇女带下等症，又治皮肤湿疹、慢性皮炎、脓疱疮，证属湿热者。另外，还能祛风湿而舒筋通络，用于治疗风湿痹痛（以湿胜为主）、关节不利、腰膝疼痛。

【伍用功用】

益智仁补肾固精缩小便，温脾止泻摄涎唾；萆薢分利清浊，祛风湿，利关节。益智仁以固涩为主，萆薢以分利为要。二药伍用，一涩一利，相互制约，互制其短而展其长，固下元，利小便，祛湿浊甚效。

【主　治】

1. 肾虚小便混浊不清、尿意频之、淋沥不畅等症。

2. 妇人带下诸症。

3. 乳糜尿。

【常　用　量】

益智仁 6~10 克；萆薢 10~15 克。

【经　验】

益智仁、萆薢伍用，出自《杨氏家藏方》萆薢分清散。治真元不足，下焦虚寒，小便白浊，频数无度，漩面如油，光彩不定，漩脚澄下，漩如膏糊；或小便频数，虽不白浊，亦能治疗。

十一、血余炭　韭菜子

【单味功用】

血余炭（见第 168 页）。

韭菜子味辛、甘，性温。入肝、肾经。本品长于补肝肾、壮元阳、暖腰膝、固精缩尿，用于治疗肝肾不足、肾阳虚衰引起的遗精阳痿、小便频数、遗尿白浊、腰酸腰痛，以及妇女带下、久泻、久痢。

【伍用功用】

血余炭散瘀止血，补阴利尿；韭菜子温肾壮阳，固精缩尿。二药伍用，一补阴，一补阳，一渗利，一收缩，补肝肾，壮元阳，祛瘀生新，止痛止血，通利小便的力量增强。

【主　　治】

1. 腰酸、腰痛，小便不利，小便带血，下肢浮肿等症。

2. 慢性肾炎。

【常　用　量】

血余炭 6~10 克；韭菜子 6~10 克。同布包煎。

【经　　验】

施老临证时，习惯以血余炭、炒韭菜子伍用，善治慢性肾炎诸症。若腰酸、腰痛者，宜与杜仲、续断参合；若小便不利，有浮肿征象者，宜与车前草、旱莲草伍用，以增强疗效。

十二、血余炭　车前子

【单味功用】

血余炭（见第 168 页）。

车前子（见第 41 页）。

【伍用功用】

血余炭祛瘀生新，散瘀止血，补真阴，利小便；车前子甘寒滑利，性专降泄，渗湿泻热，通利小便。二药伍用，一补一利，相互制约，相互为用，散瘀止血，利尿消肿益彰。

【主　　治】

1. 尿少、尿痛、尿赤、小便带血等症。

2. 急性肾炎诸症。

3. 泄泻、痢疾。

【常　用　量】

血余炭6~10克；车前子6~10克。同布包煎。

【经　　验】

血余炭、车前子伍用，可用于治疗急性肾炎。不论是小便尿血，还是尿化验有红细胞、蛋白，均可使用。

十三、冬瓜子　甜瓜子

【单味功用】

冬瓜子味甘，性寒。无毒。入肺、胃、大肠、小肠经。能清肺化痰、利湿排脓、润肠缓泻、去面黯、调肌肤，用于治疗肺热咳嗽、肺痈、肠痈、淋浊、水肿、带下以及面部色素沉着等症。

甜瓜子味甘，性寒。无毒。能清肺利气、和中止渴、破瘀散结、破溃脓血，用于治疗肺热咳嗽、口渴、大便燥结等症，又治腹内结聚、肺痈、肠痈诸症。

【伍用功用】

冬瓜子清肺化痰，利湿排脓，去面黚、润肌肤；甜瓜子清肺，润肠，利水消胀，开瘀利气。二药伍用，沉降的力量增强，利水消胀，利湿排脓，破瘀散结甚效。

【主　　治】

1. 饮停胸间致胸胁胀满、咳嗽吐痰等症。
2. 肺痈（类似肺脓疡）、脓胸、肺水肿、渗出性胸膜炎诸症。

【常　用　量】

冬瓜子 10~15 克；甜瓜子 10~15 克。同打煎服。

【经　　验】

肺水肿、渗出性胸膜炎颇为常见，施老习用冬瓜子、甜瓜子（西瓜子代之亦可）各 120 克，打碎煮汤代茶饮，每获良效。

十四、冬瓜子　冬葵子

【单味功用】

冬瓜子（见第 327 页）。

冬葵子又名葵子。质坚耐寒，入冬不凋而得名。其味甘，性寒。入小肠、大肠经。本品性寒质滑，为滑下利窍之品。它既能利尿通淋、滑肠通便，又能通乳消胀，用于治疗小便不利、水肿、热淋、砂淋、产后乳汁稀少或乳汁不行、乳房胀痛或乳痈初起诸症、大便燥结等症。

【伍用功用】

冬瓜子入肺、胃、大肠、小肠经，功专清肺化痰，利湿排脓；冬葵子寒滑利窍，利水消胀。二药伍用，利湿排脓，消肿止痛之力增强。

【主　　治】

1. 水肿、小便不利、大便不通等症。

2. 肺痈（类似肺脓疡）、肠痈（类似阑尾炎）、悬饮（类似渗出性胸膜炎）诸症。

【常　用　量】

冬瓜子 10~15 克；冬葵子 10~15 克。同打煎服。

【经　　验】

冬瓜子、冬葵子伍用，原为治疗肺脓疡、支气管扩张而设。盖冬瓜子"主腹内结聚，破溃脓血，凡肠胃内壅，最为要药"冬葵子"气味俱薄，淡滑为阳，故能利窍通水为要。"二药参合，利水消胀益彰。若属肺脏疾患，症见咯痰者。

十五、冬瓜子　青橘叶

【单味功用】

冬瓜子（见第 327 页）。

青橘叶（见第 213 页）。

【伍用功用】

冬瓜子甘寒清热,利湿排脓;青橘叶疏肝理气,散结止痛。冬瓜子以利水为主,青橘叶以行气为要。二药参合,相互促进,理气止痛,行气利水,消胀排脓之力增强。

【主　　治】

1. 气水郁滞,络道不畅,致胸胁胀痛、咳嗽气短等症。
2. 干、湿性胸膜炎均可使用。

【常　用　量】

冬瓜子 10~15 克,打碎煎服;青橘叶 6~10 克。

【经　　验】

笔者曾治一罹渗出性胸膜炎患者,投以冬瓜子、甜瓜子、青橘叶、葶苈子、大枣,药服十余剂,症征悉除。

十六、杏仁　薏苡仁

【单味功用】

杏仁（见第 108 页）。

薏苡仁（见第 139 页）。

【伍用功用】

杏仁苦辛而温,辛能横行而散,苦能直行而降,遂为散邪降气;薏苡仁甘淡补中渗利，升少降多，健脾渗湿，利水消肿，排脓消痈。二药参合，理气行水，排脓消痈肿甚效。

【主　　治】

肺痿、肺痈（类似肺脓疡）诸症。

【常　用　量】

杏仁 6~10 克；薏苡仁 10~30 克。同捣煎服。

【经　　验】

杏仁、薏苡仁伍用，原为治疗肺脓疡而设。亦可用于治疗渗出性胸膜炎诸症，职是利水祛湿、排脓消肿也。

第二十一章　软坚散结、化石通淋类

一、浮海石 海金沙

【单味功用】

浮海石（见第 96 页）。

海金沙生于叶上，色黄如金，质细如沙，轻撒于水上，能浮于水面，振摇之则下沉，故名海金沙。其味甘、淡，性寒。入小肠、膀胱经。本品甘淡利尿，寒可清热，其性下降，善泻小肠膀胱血分之湿热，功专清热解毒、利水通淋，为治诸淋尿道疼痛之要药，用于治疗石淋、砂淋（尿路结石）、膏淋、热淋（尿路感染）、肾炎水肿、肝炎、肠炎、痢疾、咽喉肿痛、疟腮、湿疹。

【伍用功用】

浮海石清肺化痰，软坚散结，化石通淋；海金沙利尿通淋。浮海石入于肺经，清肃水之上源，而通利水道；海金沙入于小肠、膀胱血分，以分利小肠，清化小肠、膀胱之湿热而通利水道。二药伍用，清上安下，相得益彰，化坚散瘀，利尿止痛之力增强。

【主　治】

1. 湿热为患，以致小便淋沥不畅、尿道灼热疼痛等症。

2. 砂淋、石淋（尿路结石）诸症。

3. 膏淋、热淋（尿路感染）诸症。

【常用量】

浮海石 10~15 克，打碎煎服；海金沙 19~15 克。

【经验】

施老临证处方时，习惯以浮海石、海金沙并书伍用。善治尿路结石、尿路感染诸症。临床习与血余炭、益元散、车前草、旱莲草伍用，其效更佳。

二、金钱草　海金沙

【单味功用】

金钱草又名大金钱草、四川金钱草。其味苦、酸，性凉。入肝、胆、肾、膀胱经。本品功专清热利胆、通淋排石、利尿消肿、解热毒、退黄疸，用于治疗砂淋、石淋、尿道涩痛（类似肾结石，膀胱、输尿管结石，尿路感染），以及湿热黄疸、胆囊炎、胆道结石。另外，鲜品捣烂外用，可治疗恶疮肿毒、毒蛇咬伤等。

海金沙（见第 334 页）。

【伍用功用】

金钱草清化湿热，利胆退黄，利尿排石，通淋止痛；海金沙入小肠、膀胱血分，善清二经血分之伏热，功专利尿通淋。二药伍用，相互促进，清热利尿，通淋排石的力量增强。

【主治】

1. 尿路结石（肾结石、输尿管结石、膀胱结石）。

2. 胆道结石症。

【常 用 量】

金钱草 10~30 克；海金沙 10~15 克。

【经　　验】

金钱草、海金沙伍用，善治膀胱结石，输尿管结石，若与车前草、旱莲草参合，其功益彰。也可用于治疗肾结石，但须与鱼枕骨、石韦参合，才有良效。又可用于治疗胆道结石症，应与茵陈、柴胡、栀子伍用，其效才著。

三、滑石　浮海石

【单味功用】

滑石（见第 39 页）。

浮海石（见第 96 页）。

【伍用功用】

浮海石体虚轻浮，善于清肃肺气，通利水道，软坚散结；滑石上能发表（即荡上中焦之湿热），下可利水道（即荡中下焦之湿热），功擅荡热燥湿，通利六腑九窍。浮海石以清为主，滑石以利为要。二药伍用，相互促进，清热渗湿，软坚化石，通淋止痛之力增强。

【主　　治】

1. 石淋、砂淋（尿路结石），以致小便淋沥不畅、尿道疼痛等症。

2. 前列腺肥大诸症。

【常用量】

滑石 6~12 克；浮海石 10~15 克。同打煎服。

【经　　验】

滑石块、浮海石伍用，治疗前列腺肥大时，宜与丹参、王不留行、牛膝之辈参合，以资提高疗效。

四、浮海石　瓦楞子

【单味功用】

浮海石（见第 96 页）。

瓦楞子（见第 165 页）。

【伍用功用】

浮海石体质轻浮，入于肺经，清肃水之上源，而通利水道，软坚散结，消石通淋；瓦楞子软坚散结，化瘀止痛。二药伍用，相得益彰，软坚化石，散瘀止痛的力量增强。

【主　　治】

1. 各种结石症（胆结石、肾结石、输尿管结石、膀胱结石）。

2. 肝、脾肿大诸症。

【常 用 量】

浮海石 10~15 克；瓦楞子 10~15 克。同打煎服。

五、瓦楞子　滑石

【单味功用】

瓦楞子（见第 165 页）。

滑石（见第 39 页）。

【伍用功用】

瓦楞子入于血分，软坚散结，化瘀止痛；滑石清热渗湿，清热祛暑，滑窍通淋。瓦楞子突出一个化字，滑石侧重一个利字。二药伍用，相互促进，软坚化石，通淋止痛之力增强。

【主　　治】

肾结石、输尿管结石、膀胱结石诸症。

【常 用 量】

瓦楞子 15~25 克，打碎煎服；滑石 10~15 克。

【经　　验】

滑石入药有滑石块、滑石粉二种。施老临证处方时，常取滑石块入药。瓦楞子、滑石块伍用，是为治疗尿路结石症而设的。临证之际，也常与车前草、旱莲草等药参伍，以便加强利尿通淋作用。

六、瓦楞子　鱼脑石

【单味功用】

瓦楞子（见第 165 页）。

鱼脑石又名石首鱼魭。为石首鱼科动物大黄鱼或小黄鱼头盖骨的耳石。其味甘、咸，性寒。本品功专化石通淋、解毒消炎，用于治疗尿路结石（肾结石、输尿管结石、膀胱结石），以致小便不利、小便疼痛等症，以及脑漏、中耳炎。

【伍用功用】

瓦楞子入于血分，软坚散结，化瘀止痛；鱼脑石化石通淋，解毒排石。二药伍用，相互促进，软坚化石，利尿通淋之力增强。

【主　　治】

胆结石、肾结石、输尿管结石、膀胱结石诸症。

【常　用　量】

瓦楞子 10~15 克；鱼脑石 10~15 克。同打先煎。

【经　　验】

瓦楞子、鱼脑石伍用，是为治疗结石症而设的。治胆结石宜与金钱草、茵陈、木香、川军参合；治尿路结石宜与海浮石、海金沙、车前草、旱莲草伍用。

七、鸡内金　芒硝

【单味功用】

鸡内金（见第 146 页）。

芒硝（见第 176 页）。

【伍用功用】

鸡内金甘平，健脾胃，消食积，止遗尿，化结石；芒硝咸寒，润燥软坚，苦寒泻火消肿，泻下通便，软化结石。鸡内金以补为主，芒硝以泻为要。二药伍用，一补一泻，相互制约，相互为用，健胃消食，软坚散结，清热化石的力量增强。

【主　　治】

尿路结石（肾结石、输尿管结石、膀胱结石）诸症。

【常　用　量】

鸡内金 6~10 克；芒硝 3~10 克。

【经　　验】

根据临床体会，上药共研细末，每服 6 克，日服 2 次，白开水冲服为宜。若入煎剂者，亦不宜久煎，以免破坏其有效成分而影响疗效。

八、血余炭　六一散　薏苡仁

【单味功用】

血余炭（见第 168 页）。

六一散（见第 41 页）。

薏苡仁（见第 139 页）。

【伍用功用】

血余炭散瘀止血，补阴利尿；六一散利水渗湿，清热祛暑；薏苡仁利水渗湿，清肺排脓，健脾止泻，除痹。诸药伍用，清热利湿，通利小便，使邪有出路，以防砂、石积聚，瘤疾复发。

【主　　治】

各种结石症治愈之后，用以巩固疗效时宜服。

【常用量】

血余炭 10~12 克；六一散 10~15 克；薏苡仁 15~30 克。同布包煎。

九、浙贝母　夏枯草

【单味功用】

浙贝母又名浙贝、象贝、大贝，因产于浙江象山、新昌、宁波一带，故名浙贝、象贝。本品味苦，性寒。入心、肺经。本品开泄力胜，长于宣肺化痰止咳，用于治疗外感风热、痰热郁肺致咳嗽吐痰、痰稠色黄，又长于清火散结，用于治疗瘰疬、乳痈诸症，还可清热降压，用于治疗高血压病。另外，还可治疗胃、十二指肠溃疡病。

夏枯草（见第 258 页）。

【伍用功用】

浙贝母开泄宣肺，止咳化痰，清火散结；夏枯草泻肝胆火郁，以解毒明目，畅利气机以散郁结。二药伍用，清肝火，解毒热，散郁结，消瘰疬之力增强。

【主　　治】

瘰疬（类似淋巴腺结核）诸症。

【常 用 量】

浙贝母 6~10 克；夏枯草 10~15 克。

【经　　验】

浙贝母、夏枯草伍用是为治疗瘰疬（颈淋巴结核、慢性淋巴结炎）而设的。临床之际，常与海藻、昆布、生牡蛎、元参合用。

十、玄参　牡蛎

【单味功用】

玄参（见第 83 页）。

牡蛎（见第 68 页）。

【伍用功用】

玄参苦寒,泻火解毒,清热凉血,甘寒养阴,生津润燥;牡蛎咸寒,软坚散结,制酸止痛,重镇安神,平肝潜阳,收敛固涩。玄参以解毒为主,牡蛎以散结为要。二药参合,相互为用,滋阴凉血,泻火解毒,软坚散结,治瘰消肿之力益彰。

【主　治】

痰火凝结致瘰疬、瘿瘤、痰核诸症。

【常用量】

玄参 10~15 克；牡蛎 15~30 克。

【经　验】

玄参、牡蛎伍用,出自《医学心悟》消瘰丸。以玄参、煅牡蛎、贝母各等分,炼蜜为丸,治疗瘰疬。施老经验,宜与夏枯草、浙贝母等药伍用,其效更著。

十一、海藻　昆布

【单味功用】

海藻味苦、咸,性寒。入肝、胃、肾经。本品苦寒清热,咸寒软坚散结,故能泻肝胆之火,软化血管经络,散结气痰郁,用于治疗皮下硬结、瘰疬痰核、瘿瘤、积聚、水肿、血管硬化症、中风半身不遂、睾丸肿痛。

昆布味咸,性寒。入肝、胃、肾经。本品咸寒质滑,能清热化痰、软坚散结、攻破积聚，用于治疗瘿瘤、瘰疬、噎膈、水肿、睾丸肿痛、带下，以及肝、脾肿大诸症。另外，又可降低血压，用于防治高血压病。

【伍用功用】

海藻咸寒，软坚、消痰、利水、泄热；昆布咸寒，清热利水，软坚散结，破积消瘰。二药同为咸寒之品，参合为用，其功益彰，消痰破积，软坚散结，消瘰化瘤之力增强。

【主　　治】

1. 瘰疬痰核、瘿瘤肿块诸症。

2. 血管硬化症、中风半身不遂诸症。

3. 肿瘤、囊肿、胃肠道癌肿诸症。

【常 用 量】

海藻 10~15 克；昆布 10~15 克。

【经　　验】

海藻、昆布伍用，名曰二海丸，出自《证治准绳》。治气瘿（多因劳伤肺气，复被外邪所袭而成。瘤体软而不坚，皮色如常，无寒无热，喜怒时多增大或缩小）。

治疗肿瘤诸症用量宜大，可用到 30~60 克。

十二、橘核　荔枝核

【单味功用】

橘核又名橘米、橘仁。其味辛、苦，性平。入肝、肾经。本品既能行气散结，又能理气止痛，用于治疗小肠疝气、膀胱气痛、睾丸肿痛、腰痛、乳痈初起等症。

荔枝核又名荔仁、大荔核。其味辛，性温。入肝、肾经。本品走肝经血分，以行血中之气，能祛寒散滞、行气止痛，用于治疗肝经寒气凝滞引起的小肠疝气、睾丸肿痛、胃脘疼痛，妇女气滞血瘀致少腹刺痛等症。

【伍用功用】

橘核沉降，入足厥阴肝经，功专行气、散结、止痛；荔枝核善走肝经血分，功擅行气、散寒、止痛。二药参合，专入肝经，直达少腹，祛寒止痛，散结消肿之功益彰。

【主　　治】

1. 小肠疝气，阴囊、睾丸肿痛等症。

2. 气滞血瘀，少腹刺痛等症。

3. 腹内包块（慢性附件炎、卵巢囊肿等）诸症。

4. 虚寒性带下等症。

【常　用　量】

橘核 6~10 克；荔枝核 6~10 克。

【经　　验】

橘核、荔枝核伍用，应用范围甚广，治小肠疝气，阴囊、睾丸肿痛者，习惯与炒小茴、吴茱萸合用；治气滞血瘀所致胃脘疼痛、少腹疼痛，宜与香附、乌药参合。

施老经验，橘核、荔枝核均以盐炙入药，意即令其专走下焦，以提高治疗作用也。

十三、合欢皮　刺蒺藜

【单味功用】

合欢皮因其能安五脏，和心志，令人欢乐无忧而得名。其味甘，性平。入心、肝经。本品既能安神解郁，用于治疗七情所伤而引起的忿怒忧郁、虚烦失眠等症，又能理气止痛、活血消肿，用于治疗肝胃气痛、跌打损伤、骨折肿痛，以及肺痈咳吐脓血等症。另外，也可用于治疗痈疽疮肿诸症。

刺蒺藜（见第254页）。

【伍用功用】

合欢皮甘平，补阴之功最捷，既能安五脏、和心志、安心神、解郁结，又能明目消肿、和血止痛、长肌肉、续筋骨；白蒺藜性升而散，能疏肝解郁、息风降压、祛风止痒、行瘀祛滞、主恶血、破癥瘕积聚。合欢皮以补为主，白蒺藜以散为要。二药伍用，一补一散，补泻兼施，活血祛瘀，软坚散结，消肝脾肿大甚妙。

【主　治】

慢性肝炎、肝硬化等疾引起的肝脾肿大诸症。

【常用量】

合欢皮10~15克；刺蒺藜10~15克。

【经　验】

合欢皮、刺蒺藜伍用，系施师独创，善治肝脾肿大诸症，证实确实有效。1972年祝谌予老师在中国医学科学院西医学习中医班授课期间，传授了这一经

施今墨对药临床经验集

验，有位专治肝病的学员单用这一对药进行临床观察，证实确实有效。

十四、薏苡仁　乌梅

【单味功用】

薏苡仁 (见第 139 页)。

乌梅 (见第 149 页)。

【伍用功用】

生薏苡仁甘淡微寒，清利湿热，排脓消肿，消散皮肤软疣；乌梅酸温，收敛止泻，生津安蛔，软坚消散瘜肉。二药伍用，祛湿软坚、散结消瘤甚妙。

【主　　治】

子宫肌瘤、卵巢囊肿、盆腔炎性包块等症。

【常 用 量】

生薏苡仁 30~60 克；乌梅 15~30 克。

【经　　验】

生薏苡仁、乌梅伍用，为祝师治疗妇女子宫肌瘤、卵巢囊肿、炎性包块经验所得。常取生薏苡仁 60 克，乌梅 30 克，入丸药施治。

第二十二章　补肝肾、强筋骨类

一、杜仲　续断

【单味功用】

杜仲味甘，性温。入肝、肾经。本品既能补肝肾、强筋骨、益精气、强肾志，用于治疗肝肾不足、精气亏损所引起的腰膝酸痛、筋骨痿软，以及小便频数、阳痿等症；又能补肝肾、降血压，用于治疗高血压病，证属肝肾两虚，症见头昏、耳鸣、阳痿、夜间多尿者；还可补肾安胎，用于治疗肾虚下元不固，以致胎漏、腹痛、胎动欲堕等症。

续断又名川断。其味苦，性温。入肝、肾经。本品既能补肝肾、强筋骨、通血脉、止疼痛，用于治疗肝肾不足，血脉不利所引起的腰腿疼痛、足膝无力，以及风湿痹痛、筋骨拘急等症；又能补肝肾、固冲任，用于治疗冲任不固所引起的月经过多、崩漏下血、腰痛、腹痛，以及妊娠下血、胎动不安等症；此外，还能通利血脉、疏通关节、接骨疗伤，用于治疗跌打损伤所引起的腰膝、四肢关节肿痛等症。

【伍用功用】

杜仲补肝肾，强筋骨，降血压，善走经络关节之中；续断补肝肾，强筋骨，通利血脉，在于筋节气血之间。二药伍用，其功益彰，补肝肾，壮筋骨，通血脉，止崩漏，安胎的力量增强。

【主　　治】

1. 肝肾不足，致腰酸腰痛、下肢软弱无力等症。

2. 风湿为患，腰膝疼痛等症。

3. 妇女崩漏下血，胎动不安，腰痛欲堕等症。

【常 用 量】

杜仲 10~12 克；续断 10~15 克。同炒。

【经　　验】

杜仲、续断伍用，名曰杜仲丸，出自《赤水玄珠》。用于治疗妊娠腰背痛。《本草纲目》云，治妊娠胎动，两三月堕。杜仲、续断各等分，又名"千金保孕丸"。治妊娠腰背痛，善于小产，服此可免堕胎之患。

根据临床体会，杜仲、续断二者伍用应用范围甚广，不论内伤腰痛，还是外伤腰痛种种，均可选用。并以炒品入药为宜。

二、熟地黄　细辛

【单味功用】

熟地黄（见第 34 页）。

细辛（见第 84 页）。

【伍用功用】

熟地甘温，补血生津，滋肾养肝；细辛辛温，发散风寒，祛风止痛，温肺化饮。熟地以守为主，细辛以走为要。熟地质体滋腻，易于助湿碍胃（即腻膈），细辛体质轻浮上升，气味辛散，容易伤正。故以细辛之辛散，制熟地之滋腻；又用熟地之滋腻，制细辛之辛散。二药伍用，一守一走，互制其短，而展其长，故有补真阴、填骨髓、止腰痛之妙用。

【主　　治】

腰痛。

【常 用 量】

熟地黄 6~12 克；细辛 1.5~3 克。

【经　　验】

施老临证处方时，习惯以大熟地、细辛并书伍用。用于治疗腰痛，确有实效，不论肾虚腰痛，还是风湿腰痛，偏于阴虚者，均宜使用。

三、续断　黄精

【单味功用】

续断（见第 350 页）。

黄精味甘，性平。入肺、脾、肾经。本品质润，善补脾阴，为滋补强壮之品。上入于肺，有养阴润肺之功，用于治疗阴虚肺燥所引起的咳嗽痰少，或干咳无痰等症，又可用于肺结核之咳嗽痰少、咯血、胸痛等症；中入于脾，有滋养补脾之功，用于治疗脾胃虚弱引起的饮食减少、神疲体倦、舌干苔少等症；下入于肾，可补阴血、填精髓、理虚弱，用于治疗病后虚弱、阴血不足所引起的腰膝酸软、头晕眼黑、视物不明等症。

【伍用功用】

续断补肝肾，强筋骨，通利血脉；黄精补中益气，滋阴填髓，使五脏调和，肌肉充盛，骨髓坚强。二药伍用，补肝肾，强筋骨，益气血，疗虚损，止腰痛之力增强。

【主　治】

肝肾不足，精血亏损，以致食欲不振、疲乏无力、腰酸腰痛等症。

【常用量】

续断 10~12 克；黄精 10~15 克，鲜品 30~60 克。

四、刺蒺藜　沙苑子

【单味功用】

刺蒺藜（见第254页）。

沙苑子又名潼蒺藜、沙蒺藜。其味甘，性温。入肝、肾经。本品质体柔润，能滋补肝肾、补肾固精、益精明目，以治肝肾不足引起的眼目昏花、视力减退、虚劳腰痛、遗精早泄、小便频数、妇女带下等症。

【伍用功用】

刺蒺藜色白有刺，性升而散，入走肝经，为疏散风热，疏理肝气之药；沙苑子色紫无刺，性沉而降，偏走肾经，为补肾阴、填精髓之品。刺蒺藜以升为主，沙蒺藜以降为要。二药伍用，一升一降，一入肝，一走肾，肝肾同治，升降调和，理气散郁，平补肝肾，益肾固精，养肝明目，收缩瞳神之功增强。

【主　治】

1. 肝肾不足，以致头昏、目眩、视物不清等症。
2. 肾虚腰酸、腰痛、遗精早泄、小便频数等症。
3. 妇女带下诸症。

【常用量】

刺蒺藜 6~10 克；沙苑子 6~10 克。

五、蚕沙　夜明砂

【单味功用】

蚕沙（见第 181 页）。

夜明砂色黑如砂粒而得名。其味辛，性寒。入肝经。本品为肝经血分药，能清肝热、散瘀血、消障翳、明眼目，用于治疗肝热目赤、白睛溢血、雀目、内外障翳，以及小儿麻疹后角膜软化、小儿疳积以虫积腹胀为主者。另外，也可治瘰疬、疟疾。

【伍用功用】

晚蚕沙得蚕纯清之气，味辛直通上窍，具有升清化浊、祛风除湿之功；夜明砂乃蝙蝠浊阴之气所凝，降多升少，入走肝经血分，善破积滞、消瘀血、清肝明目而令夜视明亮。二药参合，一升一降，一阴一阳，清血热，散血结，清肝热，降浊气，明目除障之力益彰。

【主　　治】

肝热目赤，以致头昏眼花、目生白翳等症。

【常 用 量】

蚕沙6~10克；夜明砂6~10克。同布包煎。

六、枸杞子　菊花

【单味功用】

枸杞子味甘，性平。入肝、肾经。本品质体柔润多液，是一味补养肝肾充精血之品。功擅补阴壮水、滋水涵木，以治肝肾不足、精血亏损所引起的腰膝酸软、头昏耳鸣、遗精滑泄，以及肝肾不足、精血不能上荣于目所引起的眼目昏花、视力减退（类似早期老年性白内障）。另外，它对肝脏尚有保护作用，可用于治疗慢性肝炎、肝硬化，证属阴虚者。还可用于消渴、虚痨咳嗽。

菊花（见第9页）。

【伍用功用】

枸杞子甘寒滋润，色赤入走血分，善补肾益精，养肝明目；菊花体质轻清主升，入金水阳分，为祛风清热，平肝明目之要品。二药伍用，滋肾养肝，清热明目之力增强。

【主　　治】

肝肾不足，以致视物不明、头昏眼花、头胀头痛、腰膝酸痛等症。

【常 用 量】

枸杞子 10~15 克；菊花 6~10 克。

【经　　验】

枸杞子、菊花伍用，出自《医级宝鉴》杞菊地黄丸。治肝肾阴虚，以致头昏目眩、迎风流泪、久视昏暗、眼干涩痛等症。

七、狗脊　功劳叶

【单味功用】

狗脊又名金狗脊、金毛狗脊。其味苦、甘，性温。入肝、肾经。为强筋骨要药。能补肝肾、强筋骨、祛风湿、利关节，用于治疗肝肾不足、风湿日久以致腰背酸痛、足膝无力、病后足肿，也可用于腰脊僵硬、疼痛、屈伸不利等症（类似类风湿性脊椎炎）。另外，也可治疗尿频、遗精、带下。

功劳叶味微苦、甘，性平。入肺、肾经。为清凉滋补之要品。能补中脏、养精神、退虚热、止咳嗽、活血瘀、除百病，用于治疗肺痨（类似肺结核）咳嗽、咯血、骨蒸潮热、头晕、耳鸣失眠、腰膝酸痛、无力等症。

【伍用功用】

狗脊补肝肾，强腰膝，祛风湿，坚筋骨；功劳叶补肝肾，养真阴，退虚热，敛精血，止咯血，坚筋骨，除酸痛。二药伍用，相得益彰，补肝肾，强筋骨，壮筋骨，疗酸痛的力量增强。

【主　治】

1. 肝肾不足，以致头晕耳鸣、腰膝酸痛、足软无力等症。

2. 风湿为患，腰背酸痛、膝足无力等症。

【常 用 量】

狗脊6~15克；功劳叶6~10克。

【经　验】

笔者临证之际,每遇腰腿疼痛者,常取二药为治。亦可与鸡血藤、怀牛膝参合,其效更彰。

第二十三章 祛（疏）风除湿、通络止痛类

一、桑枝　桑寄生

【单味功用】

桑枝（见第7页）。

桑寄生味苦，性平。入肝、肾经。本品得桑之余气而生，质厚而柔，不寒不热，为补肾补血之要剂。它既可祛风湿、舒筋络而利关节，补肝肾、强筋骨而增强抗病能力，用于治疗风湿痹痛（类似风湿关节炎、风湿性肌炎），兼见肝肾不足致腰膝酸痛、筋骨痿软者；又能补肝肾而降血压，用于治疗高血压病、冠心病，证属肝肾不足、阴虚阳亢，以致头痛、眩晕、耳鸣、心悸者；还能补肝肾、养血安胎、固冲止崩，用于治疗肝肾虚损、冲任不固所引起的胎动不安、胎漏、崩中等症；此外，还可用于治疗小儿麻痹后遗症以及肌肤甲错（皮肤干燥症）。

【伍用功用】

桑枝横行四肢，行津液，利关节，清热祛风，除湿消肿，通络止痛；桑寄生补肝肾，强筋骨，祛风逐湿，补血通脉。桑枝以通为主，桑寄生以补为要。二药参合，一补一通，相互为用，补肝肾，壮筋骨，祛风湿，通络道，止疼痛，降血压益彰。

【主　　治】

1. 风湿为患，经气闭阻，以致腰酸腰痛、关节屈伸不利、筋骨疼痛等症。
2. 高血压病、冠心病，证属肝肾不足、阴虚阳亢，症见头痛、头晕、耳鸣、心悸、肢体麻木。

【常 用 量】

桑枝 15~30 克；桑寄生 15~30 克。

【经　　验】

桑寄生、桑枝伍用，善治腰腿麻木、疼痛诸症，不论是风湿为患，还是动脉硬化、下肢血供不良所致者均宜选用。

桑寄生有利尿、降压、降低胆固醇之功，桑枝有通经络、行水气、祛风湿、利关节之效。前者以补肝肾为主，后者以通经络为要。二药参合，通补并用，治腰腿痛甚妙。中、老年人血压偏高、下肢水肿者，亦宜使用。

二、羌活　独活

【单味功用】

羌活因产于羌胡而得名。其味辛、苦，性温。入膀胱、肾经。本品气雄而散，味薄上升，它既能发汗解表，散足太阳膀胱经游风、头风，用于治疗外感风寒所引起的发热恶寒、头痛、身痛等症；又能祛风湿、利关节、止疼痛，用于治疗风寒湿邪侵袭机体所引起的肢节疼痛、肩背酸痛，尤其善治上半身的疼痛等症。

独活一茎直上，不为风摇而得名。其味辛、苦，性微温。入膀胱、肾经。本品升中有降，能祛风胜湿、宣痹止痛，用于治疗风湿痹痛、腰膝酸重、两足沉重疼痛、动作不利等症；又能发表祛风、胜湿止痛，用于治疗外感风寒挟湿所引起的发热、恶寒、头痛、身痛、关节酸痛等症；另外，还能发散郁热，用于治疗风火牙痛之证。

【伍用功用】

羌活行上焦而理上，长于祛风寒，能直上巅顶，横行肢臂，治游风头痛、风湿骨节疼痛等症；独活行下焦而理下，长于祛风湿，能通行气血，疏导腰膝下行腿足，治伏风头痛、腰腿膝足湿痹等症。二药伍用，一上一下，直通足太阳膀胱经，共奏疏风散寒、除湿通痹、活络止痛之功。

【主　治】

1. 风痹为患，周身窜痛、项背挛急、疼痛等症。

2. 外感风寒，以致发热恶寒，项背拘急、疼痛，头痛，关节疼痛者。

3. 历节风（为痹证的一种，多由风寒湿邪侵袭经络，流注关节所致，症见关节肿痛，游走不定，痛势剧烈，屈伸不利，昼轻夜重，邪郁化热，则见关节红肿热痛）。

【常用量】

羌活 3~6 克；独活 6~10 克。

【经　验】

羌活、独活伍用，出自《外台秘要》。唐·王焘以独活、羌活、松节各等分，用酒煮过，每日空腹饮一杯，治历节风痛。金元著名医家李东垣："羌独活治风寒湿痹，酸痛不仁，诸风掉眩，颈项难伸。"《本草求真》说："羌之气清，行气而发散营卫之邪。独之气浊，行血而温养营卫之气。羌有发表之功，表之表。独有助表之力，表之里。羌行上焦而上理，土属气，故云羌活入气，则游风头痛、风湿骨节疼痛可治。独行下焦而下理，下属血，故云独活入血，则伏风头痛、两足湿痹可治。"笔者体会，二药参合，直通督脉，疏调太阳之经气，用于治疗各种原因引起的项背拘急、疼痛等症，均有良效。

三、海桐皮　秦艽

【单味功用】

海桐皮味苦，性平。入肝、肾经。能祛风湿、通经络、止痹痛，用于治疗风湿痹痛、血脉不和、四肢拘急、腰膝疼痛等症。

秦艽又名秦胶、左秦艽。其味苦、辛，性微寒。入胃、肝、胆经。本品阴中微阳，可升可降，它既能祛风湿、疗痹痛，用于治疗痹证（行痹、着痹、痛痹均可使用），亦可用于风湿性关节炎、类风湿性关节炎；又能退虚热，用于治疗阴虚内热、骨蒸潮热等症；另外，还能治疗湿热黄疸以及半身不遂、上肢拘挛者。

【伍用功用】

海桐皮祛风除湿，通络止痛；秦艽祛风湿，退虚热，通络道，舒筋脉。海桐皮入药用皮，偏于治上半身之疼痛；秦艽入药用根，偏于治下半身之疼痛。二药伍用，直通上下，通行十二经脉，以祛风除湿，通络止痛益彰。

【主　　治】

1. 风湿为患，络道经气闭阻，气血循行不畅，以致腰腿肢节疼痛、周身肌肉酸痛，甚则肢体挛急不遂等症。

2. 小儿麻痹后遗症。

【常　用　量】

海桐皮 6~10 克；秦艽 6~12 克。

四、海风藤　络石藤

【单味功用】

海风藤味辛、苦，性微温。入肝经。本品能祛风湿、通经络，用于治疗风寒湿痹引起的腰膝疼痛、关节不利、筋脉拘挛，以及中风后遗症的手足不遂，也可用于治疗胃脘寒痛（类似胃、十二指肠溃疡）、腹痛泄泻之症。

络石藤味苦，性微寒。入心、肝、肾经。本品既能舒筋活络、宣通痹痛，治风湿痹痛、筋脉拘挛、屈伸不便等症；又能凉血热、消痈肿，以治咽喉疼痛（类似扁桃体炎、咽炎、喉炎）、痈肿。

【伍用功用】

海风藤祛风湿，通经络；络石藤祛风通络，凉血消痈。二者均以茎枝入药，且同走肝经，故二药常相须而行，以起协同之功，祛风湿，舒筋骨，通经络，止疼痛的力量增强。

【主　　治】

1. 风湿痹痛、筋脉拘急、全身游走性疼痛等症。

2. 风湿化热，关节肿痛等症。

3. 半身不遂诸症。

【常　用　量】

海风藤 10~15 克；络石藤 10~15 克。

【经　　验】

海风藤、络石藤伍用，侧重于舒筋活络，故络脉不和，气血循行不畅，肢体麻木、疼痛，以及半身不遂诸症均宜使用。若伍以鸡血藤、钩藤、威灵仙，其效更著。

五、海桐皮　豨莶草

【单味功用】

海桐皮（见第363页）。

豨莶草味辛、苦性，微寒。入肝、心经。它既能祛风湿、通经络、活血脉、止痹痛，用于治疗风湿痹痛，以腰膝冷痛为甚者，又治中风口眼㖞斜、语言不利、半身不遂等症；又能清热、解毒、除湿，用于治疗疮痈肿毒、风热痒疹、皮肤湿疹、湿热黄疸；还能清热、镇静、降压，用于治疗高血压。

【伍用功用】

海桐皮祛风除湿，通络止痛；豨莶草祛风除湿，活血通络，解毒。海桐皮祛风湿，通经脉，偏于走上，善治上半身疼痛等症；豨莶草长于走窜，开泄之力甚强，为祛风除湿活血之要药，善治腰膝无力、四肢痿软等症。二药伍用，祛风湿，通血脉，利关节，强筋骨益彰。

【主　　治】

1. 风湿痹痛、筋骨不利、骨节疼痛、肢体软弱无力等症。

2. 半身不遂诸症。

3. 小儿麻痹后遗症。

【常 用 量】

海桐皮 6~10 克；豨莶草 6~10 克。

【经　　验】

海桐皮、豨莶草伍用，除用于治疗风湿痹痛、中风半身不遂外，更多用于治疗小儿麻痹后遗症，并习与全鹿丸参合使用，其效更佳。

六、吴茱萸　木瓜

【单味功用】

吴茱萸（见第 166 页）。

木瓜（见第 149 页）。

【伍用功用】

吴茱萸辛开苦降，专走下焦，为厥阴肝经的主药，能温经散寒，疏肝解郁，行气止痛；木瓜味酸，得木之正气最多，主走肝经，能和胃化湿，补肝体制肝用，为疏筋活络之上品。吴茱萸以散为主，木瓜以收为要。二药参合，一散一收，相互制约，相互为用，共奏和胃化湿、舒筋活络、温中止痛之功。

【主　　治】

1. 寒湿为患，小腿挛急、抽痛（俗称小腿肚转筋）等症。

2. 暑湿为患，呕吐腹泻，小腿转筋，筋脉拘挛等症。

3. 脚气上冲，恶心呕吐，心烦心悸，腹痛等症。

4. 下肢痿软无力等症。

5. 疝气腹痛诸症。

【常用量】

吴茱萸 3~10 克；木瓜 10~15 克。

【经　　验】

吴茱萸、木瓜伍用，名曰茱萸汤，出自《千金方》。主治脚气入腹、困闷欲死、腹胀。《直指方》名曰木瓜汤，主治霍乱转筋。笔者亦常用于治疗夜间小腿肚转筋（腓肠肌痉挛），亦有良效。

七、白芍　甘草

【单味功用】

白芍（见第 27 页）。
甘草（见第 39 页）。

【伍用功用】

白芍养血敛阴，柔肝止痛，平抑肝阳；甘草补中益气，泻火解毒，润肺祛痰，缓急止痛，缓和药性。白芍味酸，得木之气最纯；甘草味甘，得土之气最厚。二药伍用，有酸甘化阴之妙用，共奏敛阴养血、缓急止痛之效用。

【主　　治】

1. 气血不和，筋脉失养，以致下肢无力、拘挛、疼痛等症。

2. 腹中疼痛诸症（类似肠痉挛性疼痛）。

3. 血虚头痛诸症。

【 常 用 量 】

白芍 10~60 克；甘草 6~10 克。

【 经　　验 】

白芍、甘草伍用，名曰芍药甘草汤，出自《伤寒论》。治腿脚挛急，或腹中疼痛。实验研究，芍药甘草汤有镇静、镇痛、松弛平滑肌等作用。

白芍、甘草伍用，治脚挛急之理，近代医家曹颖甫云："一以达营分，一以和脾阳，使脾阳动而营阴通，则血能养筋而脚伸矣。"

笔者体验，治疗血虚头痛，宜与制首乌、白蒺藜、白僵蚕参合应用。

第二十四章　其他类

一、党参　黄芪

【单味功用】

党参味甘，性平。入脾、肺经。它既能补中益气、生津止渴，用于治疗脾胃虚弱致食少便溏、四肢无力、面目浮肿、口干口渴、自汗等症；又能补气养血，用于治疗血虚萎黄、心悸、气短，以及慢性出血性疾患所引起的气血两亏之证；还能补脾养肺，用于治疗慢性咳嗽，证属脾肺两虚者；此外，还可治疗脱肛、子宫脱垂。

黄芪（见第66页）。

【伍用功用】

党参甘温补中，和脾胃，促健运，益气生血；黄芪甘温，补气升阳，温分肉，实腠理，益卫固表，托毒生肌，利水消肿。党参补中气，长于止泻；黄芪固卫气，擅长敛汗。党参偏于阴而补中，黄芪偏于阳而实表。二药相合，一里一表，一阴一阳，相互为用，其功益彰，共奏扶正补气之功。

【主　　治】

1. 久病虚弱诸症。

2. 中气不足，中气下陷所引起的内脏下垂、子宫脱垂、脱肛诸症。

3. 脾胃虚弱，消化不良，食少便溏，倦怠乏力，动则汗出等症。

【常　用　量】

党参 10~15 克；黄芪 10~15 克。

【经　　验】

党参、黄芪伍用，出自《脾胃论》补中益气汤。用于治疗脾胃气虚所引起的身热有汗、口干口渴、喜用热饮、头痛恶寒、少气懒言、饮食无味、四肢乏力、舌嫩色淡、脉虚大，或中气不足、清阳下陷所引起的脱肛、子宫脱垂、久痢、久疟等证。

二、升麻　柴胡

【单味功用】

升麻（见第 48 页）。
柴胡（见第 57 页）。

【伍用功用】

升麻辛甘微寒，能发表透疹，清热解毒，升阳举陷；柴胡苦辛微寒，透表泄热，疏肝解郁，升举阳气。升麻以引阳明清气上行为主，柴胡以升少阳清气上行为要。升麻行气于右，柴胡行气于左。二药参合，一左一右，升提之力倍增。

【主　　治】

1. 中气不足，气虚下陷所引起的脱肛、子宫脱垂、胃下垂以及崩中带下诸症。
2. 清阳下陷所引起的泄泻。

【常用量】

升麻 3~6 克；柴胡 6~10 克。

【经　　验】

升麻、柴胡伍用，出自《脾胃论》补中益气汤、《医学衷中参西录》升陷汤。张锡纯创升陷汤："治胸中大气下陷，气短不足以息。或努力呼吸，有似乎喘。或气息将停，危在顷刻。其兼证，或寒热往来，或咽干作渴，或满闷怔忡，或神昏健忘，种种病状，诚难悉数。其脉象沉迟微弱，关前尤甚。其剧者，或六脉不全，或参伍不调。"柴胡、升麻伍用之理，张锡纯说：

"柴胡为少阳之药，能引大气之陷者自左上升。升麻为阳明之药，能引大气之陷者自右上升。"近年来，祝谌予老师亦常用于治疗肺癌手术后，或施用放疗、化疗之后，证属气虚下陷，整体机能衰弱者，也有良效，但宜与党参、黄芪、半枝莲、藤梨根配伍使用才好。

三、桑叶　黑脂麻

【单味功用】

桑叶（见第 6 页）。

黑脂麻又名黑芝麻、油麻、小胡麻。其味甘，性温。入肺、脾、肝、肾经。本品质润多脂，长于滋肾阴、养肝血、补脾气、益肺气、润肠燥、滑大便，用于治疗病后虚弱、肝肾阴亏致头晕、眼花、耳鸣、头发早白、病后脱发、疲乏无力，以及血虚肢体麻木、阴虚胁痛、肠燥便秘、气虚便秘。此外，也可用于治疗高血压病、动脉硬化，证属肝肾阴虚者。

【伍用功用】

桑叶轻清升散,疏风清热,平肝明目;黑脂麻质润多脂,色黑降下,善入肝肾,滋肾养肝,润燥乌发,滑肠通便。桑叶以升为主,黑脂麻以降为要。二药参合,一升一降,清上滋下,补益肝肾,滋阴润燥,养血凉血,乌须黑发之力增强。

【主　　治】

1. 阴虚血燥致头晕目眩、视物不明、大便干燥等症。

2. 发须早白、脱发等症。

【常　用　量】

桑叶 6~10 克;黑脂麻 10~30 克。

【经　　验】

桑叶、黑脂麻伍用,名曰桑麻丸,又名扶桑丸。治肝经虚热引起的头眩眼花,久咳不愈,津枯便秘,风湿麻痹,肌肤甲错。清代张璐云:"桑叶同黑脂麻蜜丸久服,须发不白,不老延年。"

施老以黑脂麻为君,佐以桑叶,用于治疗头发、胡须早白,脱发诸症,常收显效。亦可与何首乌、生地之辈伍用,其效更著。

四、紫石英　白石英

【单味功用】

紫石英(见第 268 页)。

白石英味甘、辛,性温。入肺、胃、心、肾经。本品能温肺肾、安心神、利小便,用于治疗肺寒咳喘、阳痿、消渴、惊悸、小便不利，以及肺痿（多由燥热熏灼，久咳伤肺，或其他疾病误治之后，重伤津液，因而肺失滋润，渐致枯萎不荣。症见咳嗽、吐稠黏涎沫、咳声不扬、动则气喘、口干咽燥、形体消瘦，或有潮热，甚则皮毛干枯，舌干红，脉虚数），肺痈（类似肺脓疡），咯血（类似支气管扩张等）。

【伍用功用】

紫石英镇心定惊，温肾养肝，温肺，暖宫；白石英镇静安神，温运肺气。紫石英入于血分，白石英入走气分。二药伍用，气血并治，相得益彰，镇心神，安魂魄，温肺气，平冲逆，暖下元之功增强。

【主　　治】

1. 心肺不足致惊悸怔忡、咳逆上气、心腹结气疼痛等症。

2. 男子元阳虚惫、头晕目眩等症。

3. 女子气血不足、宫寒不孕以及崩漏、带下等症。

【常用量】

紫石英 10~25 克；白石英 10~25 克。同打先煎。

五、白茅根　白茅花

【单味功用】

白茅根（见第 17 页）。

白茅花味甘，性凉。色白质轻主升，入肺经。本品能散热止血，用于治疗吐血、衄血、咯血、牙龈出血等症。外敷可治创伤出血。

【伍用功用】

白茅根色白、味甜，性寒。其气能升能降，以降为主，专清血分之热，而清热生津、凉血止血、利尿消肿；白茅花色白、体轻，其气上行升散，以升为主，善清气分之热，以散热止血。二药伍用，一升一降，升降和合，一气一血，气血两清，清热散瘀，凉血止血之功增强。

【主　治】

1. 血热妄行，以致吐血、衄血、咯血、牙龈出血等症。

2. 各种原因引起的肺出血诸症。

【常用量】

白茅根 10~30 克；白茅花 4.5~10 克。

六、升麻　荆芥穗

【单味功用】

升麻（见第 48 页）。

荆芥穗（见第 14 页）。

【伍用功用】

升麻属阳，性升上行，既能引清气上升，又能扶助阳气，捍御阴邪；荆芥穗入手太阴、足厥阴气分，长于祛经络中之风热，并能散瘀止血。二药炒黑入药，令其入于血分出于气分。二药伍用，升清阳，除败血，止出血之功增强。

【主　治】

1. 血不循经，溢于脉外，以致尿血、便血等症。

2. 妇女崩中漏下诸症。

3. 产褥热。

【常　用　量】

升麻3~10克；荆芥穗6~10克。

【经　验】

施老治疗出血性疾病颇有经验，若中、下焦出血者，习惯以黑升麻、黑芥穗伍用治之。其治疗机理，是血见黑则止，还有升清降浊、散瘀止血的作用。另外，二者炒黑入药，既能入于血分，又可出于气分，以引邪外出，故善治产褥热之发烧等症。

七、苍术　黄柏

【单味功用】

苍术（见第136页）。

黄柏（见第33页）。

【伍用功用】

苍术辛烈温燥，可升可降，功擅祛风胜湿，健脾止泻；黄柏苦寒沉降，能清热燥湿,泻火解毒,善清下焦湿热。二药参合,一温一寒,相互制约,相互为用,并走于下,清热燥湿,消肿止痛,除湿止带的力量增强。

【主　治】

1. 湿热下注,致筋骨疼痛、下肢痿软以及湿疮诸症。
2. 湿热为患,症见小便淋浊、女子带下等。
3. 风湿性关节炎,关节红肿热痛者。
4. 结节性红斑诸症。

【常　用　量】

苍术 6~10 克；黄柏 6~10 克。

【经　验】

苍术、黄柏伍用,名曰二妙散,出自《丹溪心法》。治湿热下注而致的筋骨疼痛,或足膝红肿热痛,或下肢痿软无力,或湿热带下,下部湿疮等。苍术、黄柏伍用,《世医得效方》名曰苍术散。主治同上。笔者治风湿性关节炎、有风湿活动者,以及结节性红斑时,常与赤芍、当归尾、丹参、乳香、没药、鸡血藤参合,其效亦佳。

八、白术　黄芩

【单味功用】

白术（见第 156 页）。

黄芩（见第 59 页）。

【伍用功用】

白术苦温味厚，阳中之阴，可升可降，补脾益气，健中增食，燥湿利水，固下安胎；黄芩苦寒而降，清热燥湿，泻火解毒，祛热安胎，又善除胃热，泻肝、胆、大肠之火。二药伍用，一补一泻，一温一寒，相互制约，相互促进，清热凉血，补脾统血，泻火利湿，安胎的力量增强。

【主　　治】

1. 湿热内蕴，胎热升动，症见恶心呕吐、胎动不安等。
2. 习惯性流产诸症。

【常　用　量】

白术 10~15 克；黄芩 6~12 克。

【经　　验】

白术、黄芩伍用，名曰良方白术散，出自《景岳全书》。治妊娠伤寒内热等症。清代张璐云："黄芩助白术安胎，盖黄芩能清热安胎，白术能补脾统血也。此惟胎热升动不宁者宜之。"

朱丹溪称黄芩、白术为安胎之圣药，夫芩术非能安胎者，乃祛其湿热而胎自安耳。根据临床体验，白术、黄芩伍用，善治妊娠恶阻、胎动不安等症。还可用于习惯性流产诸症，若与杜仲、续断合用，其效更著。

九、桔梗　杏仁

【单味功用】

桔梗（见第 90 页）。

杏仁（见第 108 页）。

【伍用功用】

桔梗既升又降，以升为主，功擅宣通肺气，升清降浊，清源利水，疏通肠胃；杏仁辛散苦降，以降为主，长于宣通肺气，润燥下气，滑肠通便。二药伍用，一升一降，升降调和，清上安下，止痢甚妙。

【主　　治】

痢疾初起，表现为半痢半粪者。

【常　用　量】

桔梗 6~10 克；杏仁 6~10 克。

【经　　验】

桔梗、杏仁为对，为施老 20 世纪 30 年代之经验，用之得当，其效甚妙。桔梗辛开苦降，宣散升提，以升为主；杏仁苦辛而温，既能宣通肺气，又能润肠通便。桔梗以升为主，杏仁以降为要。二药参合，一升一降，升降兼备，大肠功能恢复正常，故可治疗痢疾诸症。

十、槟榔 南瓜子

【单味功用】

槟榔（见第 229 页）。

南瓜子味甘，性温。入胃、大肠经。本品功专杀虫、驱虫，用于治疗绦虫病、蛔虫病、血吸虫病，尤宜治疗绦虫，不论猪肉绦虫，还是牛肉绦虫，均有良效。其治疗机理，正如现代医药研究所知，南瓜子含有脂肪、脲酶、蛋白质、维生素 B、维生素 C 等，它对绦虫有麻痹作用，其作用主要在绦虫的中段和后段。

【伍用功用】

槟榔杀虫消积，下气通便，利水消肿；南瓜子杀虫。据现代医学研究所知，二者又均可麻痹虫体，驱除绦虫，然而，槟榔作用于绦虫的头和未成熟的节片，也就是绦虫的前段，南瓜子作用于绦虫的中段和后段。故二药伍用，其效益彰，驱除绦虫甚效。

【主　　治】

肠寄生虫（绦虫）症。

【常　用　量】

槟榔 15~100 克；南瓜子 30~120 克，打碎煎服。

十一、鸦胆子　龙眼肉

【单味功用】

鸦胆子味极苦，性寒。有毒。入大肠、肝、胆经。本品苦寒降泄、燥湿清热、清肝胆湿热、凉血解毒、防腐生肌、除肠中积垢，用于治疗热性赤痢、休息痢等疾。外用，可治赘疣、鸡眼。

龙眼肉味苦，性平。入心、脾经。本品长于补益心脾、补血养肝，用于治疗心脾虚损、气血不足致体力衰弱、失眠健忘、惊悸怔忡以及眩晕等症。

【伍用功用】

鸦胆子凉血解毒，杀虫止痢，防腐生肌；龙眼肉补心安神，养血益脾。鸦胆子以祛邪为主，龙眼肉以扶正为要。鸦胆子腐蚀作用较强，内服易于刺激胃肠，引起恶心呕吐、胸闷腹痛等症，故用龙眼肉之甘缓补中，以减少胃肠刺激症状，以展其治疗作用。

【主　　治】

1. 阿米巴痢疾。
2. 热性赤痢。

【常　用　量】

鸦胆子去壳取仁（不宜打碎），外用龙眼肉包裹，饭后吞服，成人每服 5~20 粒，日服 3 次，连服 10~14 天。

【经　　验】

鸦胆子、龙眼肉伍用，善治阿米巴痢疾。施老告云：亦可用馒头皮包裹吞服，其效也可。